Charles Olaro

Standardy świadczenia usług w publicznych placówkach służby zdrowia

AF549112

Charles Olaro

Standardy świadczenia usług w publicznych placówkach służby zdrowia

w Ugandzie

Wydawnictwo Bezkresy Wiedzy

Imprint

Any brand names and product names mentioned in this book are subject to trademark, brand or patent protection and are trademarks or registered trademarks of their respective holders. The use of brand names, product names, common names, trade names, product descriptions etc. even without a particular marking in this work is in no way to be construed to mean that such names may be regarded as unrestricted in respect of trademark and brand protection legislation and could thus be used by anyone.

Cover image: www.ingimage.com

This book is a translation from the original published under ISBN 978-613-9-95039-3.

Publisher:
Wydawnictwo Bezkresy Wiedzy
is a trademark of
Dodo Books Indian Ocean Ltd., member of the OmniScriptum S.R.L Publishing group
str. A.Russo 15, of. 61, Chisinau-2068, Republic of Moldova Europe
Printed at: see last page
ISBN: 978-620-0-54391-2

Copyright © Charles Olaro
Copyright © 2020 Dodo Books Indian Ocean Ltd., member of the OmniScriptum S.R.L Publishing group

ACKOWLEDGEMENTS

Chciałbym wyrazić uznanie i uznanie dla całego wsparcia udzielonego przez mojego przełożonego, pana Petera Kiuluku. Dziękuję za twoją cierpliwość i wskazówki, które okazały mi się pomocne w zakończeniu tych badań.

Do wszystkich moich wykładowców w Szkole Biznesu ESAMI wnieśliście ogromny wkład w całą wiedzę i umiejętności, które zostały mi przekazane.

Wszystkim moim kolegom i koleżankom wspieraliśmy się w trakcie kursu i niech dobry Pan błogosławi was wszystkich w waszych przyszłych przedsięwzięciach.
Szczerze dziękuję MOH, MPS i Bankowi Światowemu za wybranie mnie jako jednego z pierwszych 35 wspieranych studentów do podjęcia tego ważnego kursu.

Pragnę wyrazić uznanie dla wsparcia finansowego udzielonego w ramach projektu ICB/MOH, które pozwoliło mi na kontynuowanie badania

Na koniec, dyrekcja Masaka i Fort Portal Regionalnego Szpitala Skierowań, personel i wszyscy pacjenci, szczególnie ci, którzy poświęcili swój czas na udział w badaniu, Państwa wkład jest doceniany jako część informacji zwrotnej na temat poprawy usług zdrowotnych.

LISTA AKRONIMÓW

CHDC	Centrum Rozwoju Zdrowia Dziecka
GOU	Rząd Uganda
HC	Centrum Zdrowia
HBE	Zarządy ds. zdrowia Członkowie zarządu
HMIS	System informacji o zarządzaniu zdrowiem
HSSIP	Strategiczny plan inwestycji w sektorze ochrony zdrowia
HWs	Pracownicy służby zdrowia
KI	Kluczowi informatorzy
MBA	Masters of Business Administration
MoH	Ministerstwo Zdrowia
MPS	Ministerstwo Służby Publicznej
NHP	Polityka zdrowotna państwa
NRH	Narodowy Szpital Skierowań
OECD	Organizacje Rozwoju Komisji Europejskiej
PSRP	Program reformy służby publicznej
QIF &SP	Ramy doskonalenia jakości i plan strategiczny
UNHS	Uganda Narodowa Służba Zdrowia
UNMHCP	Uganda Minimalny krajowy pakiet opieki zdrowotnej
RRHS	Regionalny Szpital Skierowań
SDS	Standardy świadczenia usług
SPSS	Pakiet oprogramowania dla pracowników nauk społecznych
SPSS	Pakiet Statystyczny dla Naukowców Społecznych (wersja 20)
VHT	Wiejskie zespoły zdrowia
WHO	Światowa Organizacja Zdrowia

Streszczenie

Standardy usług są ważnym elementem doskonałości zarządzania usługami; pomagają wyjaśnić oczekiwania klientów i pracowników, umożliwiają zarządzanie wydajnością i wspierają zadowolenie klientów. Informacje o usługach i standardach usług, jakich można oczekiwać od publicznej służby zdrowia w Uganda nie są łatwo dostępne dla obywateli i podobnie brak jest sposobu, w jaki standardy świadczenia usług wpływają na zadowolenie klienta, ponieważ nie ma informacji zwrotnych od klientów.
Badanie dotyczące zadowolenia klienta z usług zdrowotnych w zakresie Uganda zgłosiło, że poziom zadowolenia z dostępu do usług był powyżej średniej (66%), podczas gdy 46% pacjentów opuszczających placówki publiczne było niezadowolonych z czasu oczekiwania, a umiejętności i kompetencje świadczeniodawców zostały ocenione powyżej średniej (60%).

Badanie to miało na celu ustalenie postrzegania przez pacjentów, ich oczekiwań i realiów dotyczących czasu oczekiwania, postaw pracowników służby zdrowia, dostępności leków, funkcjonalnych mechanizmów przekazywania informacji zwrotnych i zadośćuczynienia, przejrzystości i odpowiedzialności oraz jakości opieki zdrowotnej w publicznych placówkach służby zdrowia w Ugandzie, ponieważ wydaje się, że zostały one w dużej mierze zignorowane przez menedżerów służby zdrowia, a jednocześnie są miernikiem sukcesu systemu świadczenia usług i funkcjonalności w szpitalach.

Badanie zostało przeprowadzone w dwóch ugandyjskich szpitalach regionalnych Masaka Regional Referral Hospital i Fort Portal, które celowo zostały wybrane jako te pierwsze, które opracowały i uruchomiły kartę obsługi klienta. W badaniu zastosowano korelacyjne podejście przekrojowe i wykorzystano zarówno podejście jakościowe, jak i ilościowe. Dane zostały wprowadzone za pomocą SPSS i wyeksportowane do epi-info w celu analizy. Wyniki przeanalizowano i zinterpretowano w oparciu o wskaźniki kursów, wartości chi-kwadratu i P w celu ustalenia siły, kierunku i znaczenia badanych zmiennych.

Badania wykazały, że z wyjątkiem Humanity of care, pozostałe standardy świadczenia usług są czynnikami wpływającymi na poziom zadowolenia klientów, które wyraźnie i znacząco wpływają na poziom zadowolenia z placówek służby zdrowia. Na punkty niezadowolenia klientów wpływ miał czas potrzebny na przeprowadzkę z domu do placówki służby zdrowia, środki transportu wykorzystywane do przeprowadzki z domu do placówki służby zdrowia, koszt wynajmu środków transportu miał również wpływ na satysfakcję, zapłatę za usługi, czas oczekiwania na usługi, poziom otrzymanej opieki zdrowotnej, czy jest ona dobra czy zadowalająca; obiekty fizyczne i środowiskowe były atrakcyjne wizualnie, procedura otrzymywania opieki jest dobrze zakomunikowana, dostarczono odpowiednich informacji o tym, gdzie można otrzymać konkretną usługę, a w różnych punktach poszczególnych oddziałów placówki zdrowotnej znajdują się etykiety - wszystkie te informacje były znaczące, a wartość p była mniejsza niż 0.005. Ogólna satysfakcja wyniosła 87,6%, co jest godne pochwały dla instytucji publicznych, które są często krytykowane za słabe wyniki.

Podsumowując, badania potwierdziły, że cztery z pięciu zbadanych czynników wpływających na standardy świadczenia usług w znaczący sposób wpływają na zadowolenie klienta w publicznych szpitalach skierowań w Polsce. UgandaKierownictwo szpitala powinno dążyć do zmniejszenia niezadowolenia klienta związanego ze świadczeniem usług przez szpital publiczny poprzez manipulowanie postrzeganiem klienta, oczekiwaniami i doświadczeniami pacjenta w celu osiągnięcia celów szpitala.

Spis treści

ROZDZIAŁ 1

WPROWADZENIE

1.1 Tło

Światowa Organizacja Zdrowia (WHO, 2000) twierdzi, że głównym celem systemu opieki zdrowotnej w każdym kraju jest świadczenie sprawiedliwych, skutecznych i dostępnych usług opieki zdrowotnej w celu zwiększenia zadowolenia pacjentów. Zadowolenie klienta jest ważnym i powszechnie stosowanym wskaźnikiem do pomiaru jakości w ochronie zdrowia. Zadowolenie pacjenta ma wpływ na wyniki kliniczne, zatrzymanie pacjenta i oświadczenia o niewłaściwych praktykach medycznych. Ma to wpływ na terminowe, skuteczne i zorientowane na pacjenta świadczenie wysokiej jakości opieki zdrowotnej. Zadowolenie pacjentów jest więc wskaźnikiem zastępczym, ale bardzo skutecznym do pomiaru sukcesu lekarzy i szpitali (Bhanu Prakash,2010).

Zadowolenie klienta z opieki zdrowotnej jest jednym z najbardziej mierzalnych postaw pacjentów w odniesieniu do jakości opieki (Cleary i McNeil, 1988). Powszechnie przyjmuje się, że zadowolenie klienta jest reakcją odbiorców usług zdrowotnych na istotne aspekty jego doświadczenia w zakresie usług w stosunku do oczekiwań klienta (Williams, 1994). Aspekty opieki obejmują postrzeganie technicznych kompetencji personelu, relacje międzyludzkie, dostępność i dostępność udogodnień w placówce zdrowotnej.

W miarę upływu czasu, ocena jakości usług zdrowotnych stopniowo przechodziła od uzależnienia od samych aspektów menedżerskich i zawodowych do obserwacji struktur, procesów i wyników świadczenia usług zdrowotnych przez klientów (Cleary i McNeil, 1988). Pomiar satysfakcji pacjenta ma wiele celów, ale istnieją trzy ważne powody, aby to zrobić, takie jak pomoc w ocenie usług opieki zdrowotnej z punktu widzenia pacjenta, ułatwienie identyfikacji obszarów problemowych oraz pomoc w generowaniu pomysłów na rozwiązanie tych problemów (Muhondwa1et al 2008).

Standardy świadczenia usług w sektorze ochrony zdrowia zapewniają zakres usług w ramach Ugandyjskiego Krajowego Pakietu Minimalnej Opieki Zdrowotnej (UNMHCP) pod względem jakości, ilości, procesów, czasu i kosztów, które sektor, instytucja lub osoba fizyczna zobowiązuje się świadczyć swoim klientom lub te, których klienci powinni oczekiwać (HSSIP2010/11-2015/16). Obywatele Ugandy stanowią największy atut kraju, którego ogólny dobrobyt determinuje ogólny postęp i rozwój gospodarki narodowej, ponieważ wyższa jakość życia oznacza większą produktywność. Przekształceni obywatele to zatem ci, którzy posiadają wiedzę na temat standardów usług, popytu na informacje o usługach i usługodawcach, przyczyniają się do świadczenia usług i są w stanie żądać odpowiedzialności między innymi. Zainteresowanie społeczeństwa udziałem i wkładem w świadczenie usług stale maleje, częściowo z powodu braku reakcji i niskiej jakości świadczonych usług (MPS, marzec 2011 r.).

Skuteczność, efektywność, przejrzystość i odpowiedzialność w zakresie świadczenia usług wymagają od sektorów i instytucji opracowywania, dokumentowania, rozpowszechniania i stosowania standardów świadczenia usług. Umożliwi to sektorowi ochrony zdrowia reagowanie na odbiorców usług i osiągnięcie krajowych celów rozwojowych (QIF&SP MOH, 2011). Obecnie nadal występują niedopuszczalne różnice w jakości świadczonych usług, w tym w zakresie terminowości dostaw i łatwości dostępu. W celu poprawy jakości tych usług konieczna jest zmiana, oparta na bardziej spójnym podejściu do rozwoju standardów w zakresie podnoszenia i utrzymywania jakości usług świadczonych na rzecz obywateli.

Wiele krajów na świecie, w tym Uganda starały się opracować nowe podejścia do skutecznego i wydajnego świadczenia usług na rzecz obywateli poprzez przesunięcie punktu ciężkości z usługodawców na odbiorców usług. Jednym z narzędzi, które przyniosły pozytywne rezultaty w tej zmianie, jest Karta obywatela (OECD, 2005). Rząd Ugandy zainicjował Karty Klienta na podstawie Okólnej Instrukcji Stałej nr 2 z 2006 roku. Było to częścią szeregu inicjatyw wprowadzonych w ramach Programu Reformy Usług Publicznych (PRSP), mających na celu poprawę standardów świadczenia usług oraz zwiększenie przejrzystości i odpowiedzialności służb publicznych. Odbiorcy usług muszą być uprawnieni do żądania odpowiedzialności, jeśli świadczone usługi mają generować wartość dodaną. Wymaga to jednak upodmiotowienia poprzez wiedzę i budowanie świadomości, tak aby ludzie wiedzieli, czego mogą wymagać i jak egzekwować odpowiedzialność od osób ponoszących obowiązki (MPS, marzec 2011).

Narodowy System Zdrowia Ugandy (UNHS) składa się z sektora publicznego i prywatnego. Usługi zdrowotne są podzielone na Krajowe Szpitale Polecone (NRH) i Regionalne Szpitale Polecone (RRH), Szpitale Ogólne, Centrum Zdrowia (HC) IVs, HC IIIs, HC IIs i Wiejskie Zespoły Zdrowia (HC Is), MOH, NHSSIP, 2010/11 - 2014/15).

Badania satysfakcji pacjentów są często wykorzystywane do pomiaru jakości usług opieki zdrowotnej z perspektywy pacjentów. Jakość usług medycznych i zadowolenie pacjentów są ze sobą wzajemnie powiązane. Zadowolenie pacjentów zależy od jakości świadczonych usług opieki zdrowotnej (Ramela, 2009). Naseer et al (2012) nalega, aby badania satysfakcji pacjentów zwiększyły odpowiedzialność dostawców usług zdrowotnych i doprowadziły do poprawy świadczenia usług przez szpitale i lekarzy. Poprawia również poziom bezpieczeństwa pacjentów i obniża koszty opieki. Jest on również wykorzystywany do porównywania wyników różnych systemów opieki zdrowotnej na świecie oraz do określania polityki zdrowotnej, organizacji usług zdrowotnych i zachowań świadczeniodawcy, które najlepiej odpowiadają oczekiwaniom lub potrzebom pacjentów.

1.2 Oświadczenie o problemie badawczym

Standardy usług są ważnym elementem doskonałości zarządzania usługami; pomagają wyjaśnić oczekiwania klientów i pracowników, umożliwiają zarządzanie wydajnością i wspierają zadowolenie klientów. Informacje o usługach i standardach usług, jakich można oczekiwać od publicznej służby zdrowia w Uganda nie są łatwo dostępne dla obywateli i podobnie brak jest sposobu, w jaki standardy świadczenia usług wpływają na zadowolenie klienta, ponieważ nie ma informacji zwrotnych od klientów. QIF&SP przewiduje prowadzenie regularnych badań satysfakcji klientów jako metodę zbierania danych na temat poprawy jakości. Podkreśla również cel badań satysfakcji klientów jako pomoc w określeniu jakości oferowanych usług z perspektywy klienta (MoH 2011).

Manna i in. (2013) nalegali, aby postrzeganie systemów opieki zdrowotnej przez pacjentów było w dużej mierze ignorowane przez menedżerów służby zdrowia w krajach rozwijających się. Pomimo tego, że badania satysfakcji pacjentów są jednym z uznanych mierników sukcesu systemu dostarczania usług, działającego w szpitalach. Jakość usług medycznych i zadowolenie pacjentów są ze sobą wzajemnie powiązane. Zadowolenie pacjentów zależy od jakości świadczonych usług opieki zdrowotnej. Z drugiej strony, jakość oznacza konsekwentne dostarczanie produktu lub usługi zgodnie z oczekiwanymi standardami.

Ponadto zainteresowanie społeczeństwa udziałem i wkładem w świadczenie usług stale maleje, częściowo ze względu na brak reakcji i niską jakość świadczonych usług. Niski poziom świadomości SDS zarówno z perspektywy dostawcy, jak i klienta wpływa na zadowolenie klienta ze świadczonych usług. Badania satysfakcji pacjentów są często wykorzystywane do pomiaru jakości usług opieki zdrowotnej z perspektywy pacjentów (MPS, 2010).

1.3 Cele badawcze

Głównym celem badania jest ustalenie poziomu zadowolenia klienta z usług zdrowotnych w publicznych (rządowych) placówkach służby zdrowia oraz ocena wpływu standardów świadczenia usług na wymiary doświadczenia satysfakcji klienta, które są istotne dla jego zadowolenia.

Szczegółowe cele tego badania będą następujące:

1.3.1 Zmierzenie obecnego poziomu zadowolenia klientów z usług zdrowotnych w publicznych placówkach służby zdrowia.

1.3.2 Określenie standardowych wymiarów świadczenia usług, które w znaczący sposób wpływają na zadowolenie klienta w placówkach zdrowia publicznego.

1.3.3 Określenie stopnia, w jakim istotne standardy świadczenia usług w 2 2 wpływają na zadowolenie klienta w publicznych placówkach zdrowotnych.

1.4 Pytania badawcze

Niniejsze opracowanie ma na celu dostarczenie odpowiedzi na następujące pytania badawcze;

1.4.1 Jaki jest obecny poziom zadowolenia klientów z usług zdrowotnych w publicznych placówkach służby zdrowia?

1.4.2 Jakie są wymiary świadczenia usług, które znacząco wpływają na zadowolenie klienta w szpitalach publicznych?

1.4.3 Z tych wymiarów świadczenia usług, które znacząco wpływają na zadowolenie klienta, w jakim stopniu jest to wpływ?

1.5 Hipotezy badawcze

Stwierdzenie hipotezy dla tego badania opiera się na fakcie, że "istnieje korelacja pomiędzy wpływem standardów świadczenia usług a poziomem zadowolenia klienta".

Null hypos, Ho Service Delivery Standards nie mają wpływu na zadowolenie klienta.

Alternatywna hipo, HA; Standardy Dostawy Usług wpływają na zadowolenie klienta.

1.6 Znaczenie badania

Oczekuje się, że badanie przyczyni się do poszerzenia istniejącego zasobu wiedzy na temat wpływu standardów świadczenia usług (SDS) i ich wpływu na satysfakcję klientów z usług świadczonych w placówkach zdrowia publicznego w zakresie Uganda. Wynik badania satysfakcji klienta jest okazją dla szpitali do wymiany najlepszych praktyk z naciskiem na potrzeby klienta.

1.6.1 Badanie przyczynia się do lepszego zrozumienia standardów świadczenia usług i zadowolenia klientów z usług świadczonych w placówkach zdrowia publicznego w zakresie

Uganda.

1.6.2 Badanie to mogłoby wzmocnić pozycję obywateli w zakresie popytu na usługi oraz odpowiedzialności za jakość i bezpieczeństwo świadczonych usług. Dzięki uwzględnieniu najlepszych dostępnych dowodów krajowych i międzynarodowych, standardy promują również opiekę zdrowotną, która jest aktualna, skuteczna, odpowiadająca i spójna z punktu widzenia zadowolenia pacjentów.

1.6.3 Przedstawienie zaleceń dotyczących sposobów eliminacji rozbieżności między jakością a zadowoleniem klienta.

1.6.4 To badanie satysfakcji klienta było okazją do uzyskania od niego bezpośrednich informacji zwrotnych na temat postrzegania przez niego jakości usług świadczonych w klinikach.

1.7 Zakres badania

Badanie to będzie ograniczone do dwóch Regionalnych Szpitali Skierowań w Masaka i Fort Portal, celowo wybranych, ponieważ ten pierwszy uruchomił karty obsługi klienta, a drugi nie. Będzie się ona koncentrować na wdrożeniu SDS zgodnie z postanowieniami Karty Obsługi Klienta w publicznych placówkach służby zdrowia i jej wpływie na zadowolenie klienta z świadczonych usług. W tym badaniu świadomość odnosi się do wiedzy i umiejętności rozpoznawania standardów świadczenia usług.

1.8 Ograniczenia badań

Na badanie może mieć wpływ brak respondentów, którzy mogą odmówić odpowiedzi na kwestionariusz, ograniczenia czasu i zasobów nie pozwolą na szerszy zakres badanej próby, co może mieć wpływ na wielkość próby, a tym samym na ilość danych, które mają być zebrane. W konsekwencji może to mieć wpływ na uogólnienie ustaleń.

1.9 Struktura pracy dyplomowej

Raport jest zorganizowany w pięciu rozdziałach: W **rozdziale pierwszym przedstawiono** tło badania, przedstawiając główny cel systemu opieki zdrowotnej w każdym kraju, jakim jest świadczenie sprawiedliwych, skutecznych i dostępnych usług opieki zdrowotnej w celu zwiększenia zadowolenia pacjentów, jako wskaźnik służący do pomiaru jakości opieki zdrowotnej w państwach członkowskich. Uganda. W **rozdziale drugim przedstawiono przegląd literatury przedmiotu** badania, wyszczególniając szereg źródeł literatury w zakresie SDS i zadowolenia klientów z usług świadczonych w publicznych placówkach służby zdrowia w ogóle, a zadowolenia klientów w szczególności. Będzie ona badać to, co zrobili inni badacze i ich poglądy na temat badań, oraz służyć jako podstawa do dalszych postępów w badaniach.

W rozdziale trzecim przedstawiono metodologię badania oraz przedstawiono ramy koncepcyjne, projekt badania, populację, obszar badania, źródła danych, analizę danych i zastosowane narzędzia. W **rozdziale czwartym** przedstawiono wyniki badań i ich interpretację zgodnie z celami badawczymi. W badaniu przedstawiono wyniki analizy odpowiedzi na kwestionariusze, harmonogramy wywiadów i obserwacji badacza. Wyniki przedstawione są w tabelach i wykresach. W **rozdziale piątym** przedstawiono podsumowania, wnioski i zalecenia.

ROZDZIAŁ II

PRZEGLĄD LITERATURY

2.1 Wprowadzenie

W niniejszym rozdziale opisano szczegółowo szereg źródeł literatury z dziedziny SDS i jakości usług świadczonych w publicznych placówkach zdrowotnych, a w szczególności zadowolenie klientów. Będzie ona badać to, co zrobili inni badacze i ich poglądy na temat badań, oraz służyć jako podstawa do dalszych postępów w badaniach. Przegląd literatury opisuje SDS i jakość usług świadczonych w publicznych ośrodkach zdrowia, a w szczególności zadowolenie klienta, zgodnie z ramami koncepcyjnymi.

2.2 Przegląd standardów świadczenia usług w sektorze publicznym

Standardy usług to wskaźniki realizacji usług, które służą do pomiaru lub oceny wydajności działów w zakresie realizacji usług. W celu sprawdzenia, czy dostawa spełniła standard, standardy usług muszą być mierzalne. Standardy usług są podstawowym wymogiem przy ocenie świadczenia usług publicznych. Służą one jako referencje dla dostawców i klientów usług publicznych. Standardy Dostarczania Usług to minimalny poziom oczekiwanych usług pod względem jakości, ilości, procesów, czasu i kosztów, które sektor, instytucja lub osoba fizyczna zobowiązuje się dostarczyć swoim klientom lub te, których klienci powinni oczekiwać (MPS, 2010).

Według Biura Audytora Generalnego ds. Kanada (2010), w celu osiągnięcia i utrzymania wysokiej jakości usług, ważne jest, aby organizacje ustanowiły standardy usług, monitorowały ich wydajność i podejmowały działania w celu poprawy jakości usług w przypadku stwierdzenia problemów.

Ustalanie standardów usług: Aby obiektywnie ocenić, czy organizacja wypełnia swoje zobowiązania dotyczące wysokiej jakości usług (na przykład, uprzejmości, terminowości i sprawiedliwego traktowania), powinna ona ustalić standardy usług, które odzwierciedlają potrzeby klientów i cele usługowe, aby zmierzyć stopień, w jakim oczekuje spełnienia tych standardów. Organizacja powinna również komunikować swoje standardy usług klientom, aby wiedzieli, jakiego poziomu usług mogą oczekiwać, oraz pracownikom, którzy świadczą usługi, aby wiedzieli, czego organizacja od nich oczekuje.

Monitorowanie wydajności usług: Aby zidentyfikować problemy związane z jakością usług, organizacja musi monitorować swoją wydajność, porównując rzeczywistą i oczekiwaną wydajność z celami usług, które wyznaczyła. Organizacja musi również zbierać informacje o tym, jak bardzo klienci są zadowoleni z usług za pomocą takich środków, jak informacje zwrotne z ankiet oraz z komplementów i skarg. Dwa inne użyteczne źródła informacji o wydajności usług to wkład pracowników, którzy mają bezpośrednią styczność z klientami oraz wyniki kontroli jakości, np. rozmowy telefoniczne monitorowane w celach jakościowych i szkoleniowych. Organizacja musi również składać Parlamentowi i opinii publicznej sprawozdania ze swoich działań; publikacja wyników jest ważna dla odpowiedzialności i przejrzystości.

Działając na rzecz poprawy wydajności usług: Analizując wyniki monitorowania wydajności usług, organizacja powinna sprawdzić, czy jej usługi osiągają założone cele, a jeśli nie, to określić przyczynę (przyczyny). Następnie organizacja musi określić kroki niezbędne do poprawy jakości swoich usług, ustalić priorytety działania i wprowadzić niezbędne zmiany.

Opracowywanie, dokumentowanie i upowszechnianie standardów świadczenia usług będzie skutkować: przejrzystością i odpowiedzialnością w zakresie świadczenia usług; odpowiednimi informacjami dla procesu planowania i podejmowania decyzji; sprawiedliwością i równością w świadczeniu usług; harmonizacją standardów świadczenia usług i oczekiwań obywateli we wszystkich samorządach lokalnych; budowaniem kultury zarządzania jakością; zarządzaniem oczekiwaniami odbiorców usług oraz regulacją, zarządzaniem i kontrolą publicznych prywatnych dostawców usług (MPS, 2010).

2.3 Teoretyczne ramy świadczenia usług i satysfakcji klienta

Ugandyjczycy mają prawo wiedzieć, czego powinni oczekiwać od rządu, jak będą świadczone usługi i jakie będą ich koszty oraz co klienci mogą zrobić, gdy usługi, które otrzymują, są nie do przyjęcia (MPS, marzec 2011).

Normy umożliwiają organizacjom ocenę samych siebie i wykazanie poprawy, podnosząc w ten sposób jakość swoich usług i zmniejszając niedopuszczalne różnice w jakości usług i świadczenia usług; umożliwiają użytkownikom usług i opiekunom zrozumienie, do jakiej jakości usług są uprawnieni i dają im możliwość pomocy w definiowaniu i kształtowaniu jakości świadczonych usług; skoncentrowanie się na członkach społeczeństwa i ich wybranych przedstawicielach, rozważenie, czy ich pieniądze są wydawane na wydajne i skuteczne usługi oraz czy są one świadczone zgodnie z uznanymi standardami; pomoc w zapewnieniu wdrożenia HSSIP w odniesieniu do praw człowieka i równości szans dla obywateli Ugandy oraz promowanie zgodności, a także wspieranie regulacji i monitorowania usług w celu określenia ich jakości i bezpieczeństwa oraz oceny ich ciągłego doskonalenia (QIF&SP MOH, 2011).

Należy zatem ustanowić normy w celu skutecznego zarządzania usługami zdrowotnymi i osiągnięcia dobrej jakości opieki. Celem ustalenia standardów zdrowotnych według Światowej Organizacji Zdrowia (WHO, 1993) jest służyć jako narzędzie w zarządzaniu usługami zdrowotnymi oraz dążyć do osiągnięcia jak najwyższej jakości opieki w ramach dostępnych zasobów. Konieczność ustalenia standardów w służbie zdrowia stała się w ostatnim czasie powszechnie uznawana. Stanowią one podstawę do monitorowania, porównywania, nadzorowania i regulowania danych usług.

Badania wykazały, że obywatele uważają następujące czynniki za krytyczne dla dobrej obsługi: Reagowanie; kompetencje; łatwy dostęp; uprzejmość; dobra komunikacja; wiarygodność; rzetelność i dokładność; bezpieczeństwo; prezencja personelu świadczącego usługi oraz atrakcyjne obiekty fizyczne. Cechy te powinny być brane pod uwagę przy opracowywaniu standardów usług. Cele w zakresie świadczenia usług dotyczące zdolności reagowania, niezawodności, dokładności i mechanizmu składania skarg powinny być otwarcie wyświetlane i dostępne dla obywateli. Standardy usług mają być monitorowane, zmieniane i ulepszane w miarę upływu czasu.

Standardy usług mają na celu poinformowanie obywateli, czego mogą się spodziewać, gdy będą mieli do czynienia z organizacją. Mogą one pomóc złagodzić nierealistyczne oczekiwania klientów w zakresie obsługi. Dla uwiarygodnienia standardów usług kluczowe znaczenie ma informowanie obywateli o wynikach w stosunku do standardów. Równie ważne jest zmierzenie wydajności w stosunku do standardów i opracowanie planu poprawy jakości usług. Standardy usług rosną z czterech podstawowych jakości usług, tj. terminowości, dostępności, niezawodności i szybkości reakcji (Misra i Pathania, 2011).

Badania OPSR przeprowadzone w ramach Zjednoczone Królestwo w 2004 r. określił potężny zestaw pięciu czynników, które napędzają satysfakcję w usługach publicznych. Kluczowymi czynnikami, w kolejności ich wpływu, są: Dostawa usług. Terminowość, profesjonalizm, informacja i personel Zgodnie z IPAA (2011) istnieje jednak pięć czynników wpływających na zadowolenie obywateli, w tym Terminowość, kompetentny personel, pozytywny wynik, łatwość dostępu i ostatnie doświadczenia w zakresie usług

2.4 Standardy świadczenia usług i zadowolenie klienta w sektorze ochrony zdrowia w zakresie Uganda

W celu poprawy jakości usług publicznych ważne jest, aby zrozumieć, jakie elementy są najważniejsze w określaniu zadowolenia z transakcji dotyczącej usług publicznych - kluczowe czynniki. Narodowa Służba Zdrowia w Ugandzie określa 5 czynników/ wymiarów/tematów zadowolenia pacjentów, a mianowicie: wyniki leczenia i opieki, dostęp do usług, organizacja opieki, człowieczeństwo opieki i środowisko. Model ten jest łatwy w użyciu i był wcześniej wykorzystywany w podobnych badaniach satysfakcji pacjentów w Uganda przez Lochoro (2004) i MoH, 2008). Model ten został przyjęty do tego badania z modyfikacjami, aby uwzględnić pozytywne cechy innych modeli. Istnieje pięć czynników, na podstawie których opracowano standardy mające na celu poprawę zdrowia i dobrobytu społecznego ludności Uganda (MoH 2008, Lochoro 2006). Pięć sterowników Satysfakcji Klienta, na podstawie których tworzone są standardy świadczenia usług:

2.4.1 Dostęp do usług:

Zakres, w jakim klienci są w stanie dotrzeć do wymaganych usług i zabiegów, które powinni byli otrzymać. Obejmują one czas oczekiwania, zdolność klientów do zapoznania się z usługą, uzyskać skierowanie i psychicznie uzyskać dostęp do usług, dostępność dla różnych populacji, oraz zakres świadczonych usług.

2.4.2 Wyniki leczenia i opieki:

Wiąże się to z postrzeganymi kompetencjami technicznymi usługodawców, komunikacją w zakresie opieki i prewencji oraz zaufaniem do kompetencji usługodawców - ponownie korzystać z usług lub polecać innych do korzystania.

2.4.3 Organizacja opieki:

Stopień, w jakim użytkownicy płynnie przemieszczają się między niezbędnymi usługodawcami, niezależnie od ich opieki zdrowotnej. Wiąże się to z zaznajomieniem klientów z przepływem opieki i procedurami dotyczącymi opieki, jakością i charakterem informacji oraz instrukcji dotyczących korzystania z usług.

2.4.4 Humanity of Care:

Wiąże się to z wrażliwością na potrzeby klientów; promowaniem dobrego samopoczucia i wsparcia emocjonalnego użytkowników; zapewnieniem prywatności i poufności; zaangażowaniem klientów i ich rodzin w podejmowanie decyzji. Zapewnienie, że świadczona opieka jest godna i respektuje preferencje klientów w zakresie usług i oczekiwań

2.4.5 Środowisko naturalne i obiekty fizyczne:

Zakres, w jakim otoczenie fizyczne, w którym świadczona jest opieka, jest bezpieczne, wygodne i dostosowane do potrzeb klinicznych i grupy pacjentów

Tabela 2-1: Wymiary satysfakcji klienta i standardy dostarczania usług Koncentracja na potrzebach klienta

Zadowolenie klienta Kierowcy/Wymiar	**Koncentracja na standardach świadczenia usług (Service Delivery Standards)**
Dostęp do usług	• Dostęp fizyczny: (odległość, środek transportu do obiektu, lokalizacja itp.) • Czas otwarcia dla usług • Akceptowalność (preferencje i aspekty kulturowe) • Dostępność podstawowych leków i zaopatrzenia • Przystępność cenowa (koszt alternatywny i koszty rzeczywiste) • Potrzebne usługi otrzymane • Korzystanie z usług/opieki i czas oczekiwania przed zajęciem się nimi
Wyniki leczenia i opieki	• Postrzegana wartość, jaką użytkownik przywiązuje do oferowanej opieki • Dowody kompetencji technicznych/niekompetencji usługodawcy • Skuteczna komunikacja (informacja wyjaśniająca stan lub chorobę, edukacja zdrowotna w zakresie profilaktyki i promocji dobrego zdrowia) • Zachęcani do zadawania pytań i uzyskiwania odpowiedzi • Oszacowanie luki pomiędzy tym, co było oczekiwane a tym, co otrzymano/otrzymano • Postrzeganie zmian w przypadku pacjentów hospitalizowanych: czy stają się lepsi, lepsi, gorsi, czy pozostają bez zmian) • Skorzystaj ponownie z tej samej usługi • Czy użytkownik poleciłby usługi innym i Doświadczenie w trakcie poznawania problemu lub choroby i doświadczeń związanych z danym leczeniem
Organizacja opieki	o Przyjmowanie i doradztwo w zakresie korzystania z usług o Możliwość wyboru pracownika służby zdrowia w placówce o Znajomość procesu uzyskiwania opieki o Skierowanie: o Wstęp o Absolutorium i kontynuacja opieki • Szerokie oczekiwania spełnione • Łatwość znalezienia tego, co jest potrzebne w obiekcie
Humanitarność opieki	• Empatia i wrażliwość na potrzeby klientów • Promowanie dobrego samopoczucia i wsparcia emocjonalnego użytkowników • Prywatność i poufność • Zaangażowanie klientów we własną opiekę; słuchanie, dany czas na interakcje. • Zakres zaangażowania rodziny w opiekę • Świadczenie opieki: szacunek i godność, traktowanie ludzi jako jednostek • Uszanowanie preferencji klientów w zakresie usług oraz Dostawcy odpowiadają na oczekiwania klientów
Środowisko naturalne i obiekty	• Stan fizyczny obiektów - budynków • Udogodnienia - woda, urządzenia sanitarne i energetyczne

fizyczne	• Czystość i higiena • Bezpieczeństwo środowiska, w tym skuteczne zwalczanie komarów, szkodników i robactwa • Usługi gastronomiczne i usługi hotelarskie (godziny odwiedzin)

Przyjęte z: MoH 2008 i Lochoro 2006

2.5 Zadowolenie klienta i jakość usług w branży opieki zdrowotnej

Zadowolenie klienta jest ważnym składnikiem jakości opieki zdrowotnej, odzwierciedlającym zdolność podmiotu świadczącego opiekę zdrowotną do zaspokojenia potrzeb i oczekiwań pacjenta. W wielu krajach ocena i pomiar zadowolenia pacjentów z systemu opieki zdrowotnej jest uznawana za kluczowy wskaźnik jakości opieki zdrowotnej, dlatego też dostarczanie wysokiej jakości usług ma istotny związek z zadowoleniem klientów (Figen i Ebru (2010).

Pacjenci na ogół otrzymują różne usługi w zakresie opieki medycznej i oceniają jakość świadczonych im usług (Choi i in., 2004). Jakość usług ma dwa wymiary: a) wymiar techniczny, a mianowicie świadczoną usługę podstawową oraz b) proces/ wymiar funkcjonalny, czyli sposób świadczenia usługi (Grönroos 2000). Zadowolenie klienta zostało zdefiniowane na różne sposoby przez różne podmioty w sektorze zdrowia. W najprostszym przypadku można uznać, że zadowolenie miało miejsce wtedy, gdy użytkownicy postrzegają jakość opieki i usług otrzymywanych w placówkach służby zdrowia jako pozytywne, satysfakcjonujące i spełniające ich oczekiwania (Health Boards Executive 2003).

Zadowolenie klientów jest jednym z podstawowych wskaźników świadczenia wysokiej jakości opieki zdrowotnej w Ugandzie i znajduje odzwierciedlenie w kluczowej polityce i dokumentach strategicznych sektora ochrony zdrowia, w tym w drugiej Narodowej Polityce Zdrowotnej (NHP II), która zawiera ogólne wytyczne dotyczące świadczenia usług zdrowotnych w zakresie Uganda oraz plan strategiczny i inwestycyjny dla sektora ochrony zdrowia (HSSIP) 2010/11-2014/15. Realizacja II PZP opiera się na wartościach zapisanych w Konstytucji Republiki Ugandy z 1995 roku oraz w Karcie Praw Pacjenta Ugandy z 2009 roku.

Postrzegana jakość usług jest bardzo silnym wyznacznikiem zadowolenia pacjentów. Organizacja opieki zdrowotnej może osiągnąć satysfakcję pacjenta poprzez świadczenie usług wysokiej jakości, mając na uwadze oczekiwania pacjentów i stałe doskonalenie usług opieki zdrowotnej (Zineldin 2006). Ogólnie rzecz biorąc, zadowolenie klientów z usług jest często odzwierciedleniem ich postrzegania oferowanych usług (rezultatu), jak również procesu uzyskiwania usługi, w porównaniu do ich oczekiwań (Copeland i Schole, 2000).

Marrakchiet (2008) opisuje siedem ukrytych zmiennych pomiaru zadowolenia pacjentów, a mianowicie: przyjęcie, opiekę pielęgniarską, informację, higienę, komfort i jedzenie oraz obsługę faktur. Zidentyfikował wskaźniki służące do pomiaru tych zmiennych i poprosił pacjentów o ocenę jakości usług na pięciostopniowej skali sympatycznej, od "bardzo niezadowolonych" do "bardzo zadowolonych". Narzędzie do badania pacjentów w szpitalu

Picker Institute wyróżnia osiem wymiarów doświadczenia pacjenta: informacja i edukacja, koordynacja opieki, komfort fizyczny, wsparcie emocjonalne, szacunek dla preferencji pacjenta, zaangażowanie rodziny i przyjaciół, ciągłość i przejście oraz ogólne wrażenie (Jenkinson, 2002, Picker Institute 2004).

Niektórzy krytycy uważają, że satysfakcja pacjenta nie powinna być uwzględniana w definicji jakości opieki. Powołują się one między innymi na czynniki, które mogą zagrozić wiarygodności i zasadności pomiarów uzyskanych z takich badań. Wśród tych czynników są: Pacjenci nie są w stanie dokładnie przypomnieć sobie wszystkich aspektów procesu świadczenia opieki; pacjenci nie mają wiedzy pozwalającej na dokładną ocenę technicznych kompetencji personelu medycznego; pacjenci niechętnie ujawniają negatywne nastawienie do podmiotu świadczącego opiekę zdrowotną z powodu poczucia zależności od komunikacji z podmiotem świadczącym opiekę zdrowotną, a dobry "sposób przyłóżkowy" może podnieść ocenę opieki nad pacjentem ponad jego zalety (Lochoro, 2004).

W służbie zdrowia jakość usług stała się imperatywem w zapewnieniu satysfakcji pacjentów, ponieważ dostarczanie wysokiej jakości usług bezpośrednio wpływa na zadowolenie klientów, lojalność i rentowność finansową firm usługowych (Wanjau i in. 2012). W opiece zdrowotnej jakość usług można podzielić na dwa wymiary jakości: jakość techniczną i jakość funkcjonalną (Dean i Lang, 2008). O ile jakość techniczna w sektorze ochrony zdrowia definiowana jest przede wszystkim na podstawie technicznej dokładności diagnoz i procedur medycznych lub zgodności ze specyfikacją zawodową, o tyle jakość funkcjonalna odnosi się do sposobu świadczenia usług zdrowotnych na rzecz pacjentów.

2.5.1 Znaczenie zadowolenia klienta dla szpitala

Pomiar satysfakcji klienta w szpitalach publicznych ma na celu uchwycenie, czy usługi są zgodne z akceptowalnymi standardami oraz zachęcenie do podejmowania wysiłków na rzecz poprawy jakości i wspierania większego udziału klientów. W sektorze publicznym działania na rzecz jakości funkcjonują jako bezpośredni miernik odpowiedzialności, a także dostarczają szpitalom informacji o obszarach poprawy (Draper i in., 2001).

Zadowolenie pacjentów jest wielowymiarową kwestią związaną z opieką zdrowotną, na którą wpływa wiele czynników. Jest to parametr służący do oceny jakości usług opieki nad pacjentem. Wysokiej jakości usługi zwiększają zaufanie pacjenta do opieki szpitalnej. Zadowolenie pacjentów i jakość usług medycznych można zwiększyć poprzez zastosowanie multidyscyplinarnego podejścia, łączącego wkład pacjentów z fachową oceną. Trudno jest zmierzyć poziom zadowolenia pacjenta. Zarówno kliniczne, jak i niekliniczne efekty opieki mają wpływ na zadowolenie pacjentów (Manna i in., 2013).

Badania satysfakcji klientów dostarczają informacji, które mogą poprawić politykę i rozwój usług. Powtórne badania umożliwiają decydentom politycznym ocenę skuteczności polityki i programów oraz tego, czy dostosowują się one do zmieniających się potrzeb pacjentów, tak aby zwiększyć odpowiedzialność, a także służyć jako bodziec do ulepszeń. Publikacja publicznych informacji ankietowych dla społeczności o tym, jak system, który finansują za pomocą podatków, działa w oczach ludzi, którzy z niego korzystają (Draper, i in., 2001).

Pomaga również w kierowaniu strategiami komunikacyjnymi, jeśli istnieją "luki w postrzeganiu" związane z wynikami służby zdrowia (Draper, i in., 2001). Jednakże Rapkin et al, (2008) stwierdza, że zadowolenie klienta jest bardzo subiektywnym pojęciem, które może być trudne do zmierzenia, ale które ma ogromne znaczenie dla opieki zdrowotnej. Wynika to z tego, że daje ona bezpośrednią informację zwrotną usługodawcom, jest ważnym wskaźnikiem jakości usług i pokazuje związek między usługami a wynikami leczenia. Zadowolenie klienta jest potencjalnie bezpośrednim wskaźnikiem wydajności systemu (Hall i Dornan 1988). Uczestnictwo klientów jest coraz bardziej związane z poprawą jakości opieki zdrowotnej i poprawą wyników zdrowotnych (HBE 2003).

2.5.2 Pomiary zadowolenia klienta **w Uganda System opieki zdrowotnej**

Jako wskaźniki jakości usług wykorzystywane są mierniki wyników klinicznych i zadowolenia pacjentów (Moyer i Cates, 1999). Świadomość zadowolenia pacjentów jest istotna w tym sensie, że zadowoleni pacjenci są bardziej skłonni stosować się do zalecanego leczenia, nadal korzystać z usług medycznych i promować skierowania, zwiększając tym samym ilość usług. Pracownicy służby zdrowia również korzystają z wyników tych badań i kierują się nimi. Otrzymane informacje zwrotne prawdopodobnie pomogą im w przewidywaniu planów i określaniu potencjalnych obszarów poprawy usług (Manna i in. 2013). Opieka zdrowotna w Ugandzie jest obecnie świadczona na ściśle powiązanych ze sobą poziomach usług, które sięgają od Centrum Zdrowia (HC) I na poziomie społeczności lokalnej poprzez Wiejskie Zespoły Zdrowia (VHT), do HC II, HC III, HC IV, Szpitala Ogólnego, Regionalnych i Krajowych Szpitali Skierowanych. Poziomy te zapewniają podstawową, drugorzędną i trzeciorzędną opiekę w miarę przechodzenia przez hierarchię. Sektor zdrowotny ma na celu zapewnienie usług na akceptowalnym poziomie jakości oraz zapewnienie klientom możliwości maksymalizacji korzyści zdrowotnych z dostępnej opieki.

QIF&SP 2010/11-2014/15 oferuje strategiczny kierunek pomiaru poprawy jakości, w tym zadowolenia klientów w zakresie Uganda. Proponuje on kilka wskaźników poprawy jakości, w tym: a) wskaźniki strukturalne, a mianowicie: dostępność usług opieki zdrowotnej z uwzględnieniem zasięgu geograficznego i lokalizacji, odległość od placówki służby zdrowia i ciągłość usług; dostępność wyszkolonych pracowników służby zdrowia; dostępność leków i zaopatrzenia; organizacja środowiska pracy; zarządzanie logistyczne i zarządzanie danymi, wykorzystanie i rozpowszechnianie. b) wskaźniki procesu obejmujące: dostępność i stosowanie norm i wytycznych; zarządzanie organizacyjne w zakresie wdrażania poprawy jakości; ograniczanie ryzyka i szkód dla usługodawców i użytkowników; testowanie i dokumentowanie opłat, zadowolenie klienta i podejście personelu do pracy.

W grudniu 2012 r. ministerstwo zdrowia wydało statut służby zdrowia na świadczenie usług zdrowotnych. Pomimo tego, że reformy te miały miejsce w tym kraju, a świadczenie usług znacznie się poprawiło, nadal uważamy, że świadczenie usług przez sektor publiczny jest poniżej ich własnych ustalonych standardów w karcie obywatela.

QIF&SP przewiduje prowadzenie regularnych badań satysfakcji klientów jako metodę zbierania danych na temat poprawy jakości. Podkreśla również cel badań satysfakcji klientów jako pomoc w określeniu jakości oferowanych usług z perspektywy klienta (MoH 2011). The Uganda Health Sector QIF&SP zalecił włączenie oceny zadowolenia klienta do systemu informacji o zarządzaniu zdrowiem (HMIS). Zgodnie z tymi zaleceniami, placówki służby zdrowia są zobowiązane do przeprowadzania badań satysfakcji klientów dwa razy w roku oraz do składania raportów w ramach HMIS w grudniu i czerwcu.

Karta Pacjenta i Karty Klienta zwracają szczególną uwagę na zaangażowanie obywateli i opinie klientów. W szczególności Karta Praw Pacjenta przewiduje szereg praw, ról i obowiązków pacjentów, których aktualizacja może być w dużej mierze realizowana poprzez pozyskiwanie informacji zwrotnych od pacjentów w ramach inicjatyw obywatelskich, takich jak spotkania społeczne, komitety zarządzające jednostkami służby zdrowia, skrzynki z propozycjami, bezpłatne linie telefoniczne i bardziej odpowiednie badania satysfakcji klientów.

Prawa pacjenta przewidziane w Karcie Praw Pacjenta obejmują: prawo do opieki medycznej, w tym do bezstronnego dostępu do leczenia, otrzymywania bezwarunkowej opieki medycznej w nagłych wypadkach i kierowania do miejsc, w których pacjent może uzyskać opiekę; zakaz dyskryminacji, prawo do udziału w podejmowaniu decyzji; prawo do bezpiecznego i zdrowego środowiska; prawo do leczenia przez wskazanego lekarza, prawo do przyjmowania gości w czasie pobytu w szpitalu; prawo do poufności i prywatności, świadomej zgody, prawo do dochodzenia zadośćuczynienia i dostępu do informacji medycznych o stanie zdrowia pacjenta, między innymi (MoH 2009).

Ocena przeprowadzona przez Centrum Zdrowia i Rozwoju Dziecka (CHDC) dla Ministerstwa Zdrowia w 2008 r. wykazała, że ogólnie rzecz biorąc, klienci z obszarów miejskich byli bardziej zadowoleni z usług zdrowotnych niż z obszarów wiejskich oraz że istniały duże różnice regionalne w poziomie zadowolenia klientów. Klienci byli bardziej zadowoleni z fizycznego dostępu do usług (66%) i godzin pracy (71%), niż z umiejętności pracowników (60%), jakości opieki (50% i czasu oczekiwania (46%) Moh,2008).zadowolenie klientów z usług na podstawie czasu oczekiwania w latach 2009/10 i 2010/11 wykazało, że odpowiednio 71% i 72% klientów było zadowolonych z usług, według badań panelowych. Stanowiło to poprawę w stosunku do stanu wyjściowego wynoszącego 46 % na koniec okresu obowiązywania HSSP II.

2.6 Czynniki decydujące o zadowoleniu pacjentów

Donabedian A (1980) i Sitzia J, Wood N.(1997), cytowane przez Naseer et al(2012) stwierdzają, że

Filozofia Donabediana jest uznawana na całym świecie i obejmuje wybrane wskaźniki do pomiaru wyników, tj. satysfakcji pacjenta. Wskaźniki zawarte w tych ramach filozoficznych to struktura, proces lub wynik w naturze. Wskaźniki strukturalne mają uwarunkowania medyczne, jak i nie medyczne. Uwarunkowania medyczne opierają się na systemie opieki zdrowotnej, który składa się z lekarzy i personelu paramedycznego, szkolenia i sprzętu skutecznie. Nie medyczne uwarunkowania opieki zdrowotnej to infrastruktura fizyczna, która stanowi środowisko i dostępność przestronnego pomieszczenia. Wskaźniki procesu odnoszą się do czynności wykonywanych przez lekarzy w trakcie leczenia na rzecz i dla pacjenta. Ogólnie rzecz biorąc, oczekiwania pacjentów, postrzeganie i ich doświadczenia z systemem opieki zdrowotnej są głównymi wyznacznikami zadowolenia pacjentów na całym świecie. Domeny te są ze sobą powiązane i wzajemnie powiązane, a jednocześnie mogą wpływać na zadowolenie pacjentów.

Rysunek 2-1: Czynniki decydujące o zadowoleniu pacjentów z systemu opieki zdrowotnej

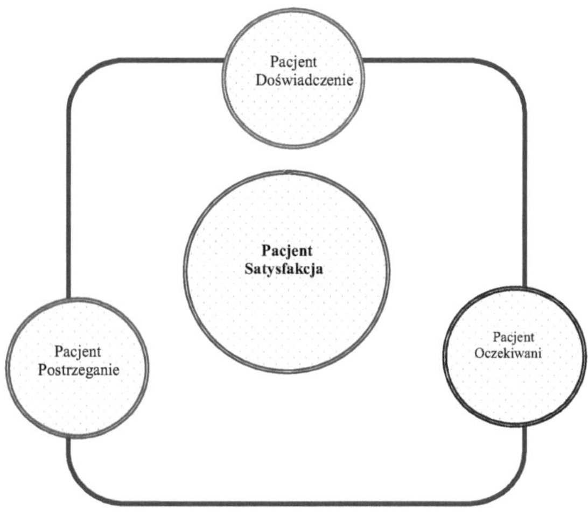

Źródło: Naseer i in., 2012

2.6.1 Doświadczenie pacjenta jako wyznacznik zadowolenia

Donoszono, że doświadczenie pacjenta jest silnym predyktorem zadowolenia pacjenta. Prawie wszystkie badania satysfakcji pacjentów prowadzone na całym świecie mają na celu zmierzenie doświadczeń pacjentów z systemem opieki zdrowotnej w zakresie poprawy jakości usług zdrowotnych. Według Światowej Organizacji Zdrowia (WHO, 2009), doświadczenie pacjentów jest wskaźnikiem zdolności reagowania systemu opieki zdrowotnej. Wydajność lub, w tym przypadku, zdolność reagowania systemu znajduje odzwierciedlenie w ogólnej poprawie stanu zdrowia obsługiwanych osób, zapewniając sprawiedliwość i skuteczność, a jednocześnie chroniąc jednostki przed katastrofalnymi kosztami. Poziom i rozkład reakcji systemu opieki zdrowotnej jest zatem ważnym wyznacznikiem zadowolenia pacjentów z funkcjonowania systemu opieki zdrowotnej. Reakcja systemu opieki zdrowotnej powinna być mierzona poprzez pytanie ludzi o ich doświadczenia w korzystaniu z usług opieki zdrowotnej (WHO; 2005).

Zadowolenie pacjenta, jakość opieki zdrowotnej i własne doświadczenie pacjenta są podstawą zdolności reagowania systemu opieki zdrowotnej. Reakcja odnosi się w szczególności do sposobu i środowiska, w którym ludzie są traktowani, gdy poszukują opieki zdrowotnej. Osiem dziedzin doświadczenia pacjentów determinuje reaktywność systemu opieki zdrowotnej. Wszystkie te obszary reakcji są w znaczący i pozytywny sposób związane z zadowoleniem pacjentów. Doświadczenie pacjentów i czynniki wpływające na nie są badane w ramach badań prowadzonych w publicznych i prywatnych placówkach opieki zdrowotnej. Jedno z badań, które zostało przeprowadzone w czterech dużych szpitalach publicznych, wykazało, że struktura szpitala mierzona na podstawie dostępności zdrowia medycznego, budynku, czystości pomieszczeń i dostępności łóżek ma wpływ na określenie poziomu zadowolenia pacjentów, zgodnie z raportem Sultana et al 2009 i cytowanym przez Naseer et al 2012.

Głównymi determinantami niezadowolenia pacjentów były: niedostępność łóżek, długi czas oczekiwania na przyjęcie do szpitala, niedostępność lekarzy i personelu paramedycznego, brak podstawowych udogodnień, takich jak niedostępność wody pitnej i problem z warunkami sanitarnymi. Zmierzono również gotowość pacjentów, która obejmuje szereg czynników, takich jak dostępność leków w aptece, dostępność czasu, zwrócenie uwagi pielęgniarek i lekarzy na umiejętność słuchania, i stwierdzono, że jest ona pozytywnie powiązana z zadowoleniem pacjentów (Naseer i in., 2012).

2.6.2 Oczekiwania pacjentów jako czynnik decydujący o zadowoleniu

Podstawową rolę w koncepcji satysfakcji pacjenta odgrywają oczekiwania pacjenta wobec dostawców usług medycznych i systemu opieki zdrowotnej. Pacjent porównuje własne doświadczenia w zakresie opieki zdrowotnej z oczekiwaniami, a taka ocena oczekiwań pacjentów w zakresie świadczeń zdrowotnych pomaga świadczeniodawcom mierzyć ich zadowolenie (Naseer i in., 2012).

Jako narzędzie ewaluacyjne i pomiarowe zapewnienia jakości, oczekiwania sprawiają, że pojęcie satysfakcji staje się bardziej złożone. Różni pacjenci mają różne oczekiwania, oparte na ich wiedzy i wcześniejszych doświadczeniach, dlatego też istnieje prawdopodobieństwo, że będą się one zmieniać wraz z gromadzeniem doświadczeń. Czas oczekiwania nie dłuższy niż 30 minut i czas konsultacji nie krótszy niż 20 minut w przychodni i oddziale ratunkowym to kolejne oczekiwania. Na te oczekiwania mają wpływ cechy pacjenta, takie jak wiek, płeć i stan cywilny, a także uwarunkowania psychospołeczne. Czynniki wpływające na oczekiwania pacjentów w zakresie opieki zdrowotnej to wiek, płeć męska, wysoki status społeczno-ekonomiczny i wykształcenie Sultana i in. 2010, cytowane przez Naseer i in. 2012.

Innym wyznacznikiem zadowolenia klienta jest poziom jakości, którego klienci oczekują. Oczekiwania stanowią stałe ramy odniesienia dla oceny jakości dokonywanej przez klientów. Oczekiwania obejmują całą wcześniejszą wiedzę i doświadczenie klienta w zakresie produktów i usług firmy. Oczekiwania klientów stanowią kotwicę, która jest dostosowywana lub aktualizowana w świetle ostatnio nabytej przez klienta wiedzy lub doświadczenia konsumpcyjnego. Oczekiwania klientów powinny być pozytywnie skorelowane z postrzeganą jakością, ponieważ zdolność do przewidywania jakości poprawia się wraz z większym doświadczeniem obsługi. Wielkość tej relacji prognostycznej powinna różnić się w zależności od doświadczenia klienta, a także od takich czynników, jak poziom obserwacji, charakter informacji i zmiany środowiskowe.

Standardy usług są niezwykle ważnym narzędziem zarządzania oczekiwaniami klientów i powinny zawsze odzwierciedlać dostępne zasoby, mówiąc klientom, co organizacja może zapewnić i czego powinni oczekiwać. Powinny one również być przejrzyste, opublikowane i łatwo dostępne dla wszystkich, których dotyczą. Ta dostępność motywuje pracowników, wpływa na oczekiwania klientów, pozwala na uzyskanie wyedukowanej informacji zwrotnej na temat wyników oraz zapewnia otwartość i uczciwość w zakresie odpowiedzialności i pomiaru (IPPA, 2011).
Równolegle z minimalnymi standardami usług, należy określić cele dotyczące poziomu zadowolenia obywateli i klientów, które organizacja zamierza osiągnąć w określonych ramach czasowych. O ile standardy usług są kluczowym środkiem zarządzania oczekiwaniami klientów w oparciu o dostępne zasoby, o tyle cele w zakresie satysfakcji są kluczową metodą poprawy rzeczywistej realizacji usług. W przypadku, gdy luka między świadczeniem usług a oczekiwaniami klientów jest zbyt duża w stosunku do ograniczonych zasobów, którymi dysponuje agencja, nierealistyczne oczekiwania klientów muszą zostać ograniczone poprzez zmianę kryteriów kwalifikowalności usług lub zapewnienie, że osiągalne standardy świadczenia usług są szeroko rozumiane (IPAA, 2011).

2.6.3 Postrzeganie pacjenta jako wyznacznika zadowolenia

Postrzeganie pacjenta w odniesieniu do placówek opieki zdrowotnej jest równie ważne jak ocena jego oczekiwań i postrzegania. Istotnymi determinantami postrzegania pacjenta jest jego stan zdrowia i osobowość osoby korzystającej z usług medycznych. Zgodnie z definicją Zeithaml et al. (1990) jakość usług to postrzeganie przez klientów tego, jak dobrze dana usługa spełnia lub przekracza ich oczekiwania i jest oceniana przez klientów, a nie przez organizacje.

ROZDZIAŁ 3: RAMY KONCEPCYJNE, PROJEKT BADAWCZY/ METODOLOGIA

3.1 WPROWADZENIE

Rozdział ten obejmuje w szczególności streszczenie opisu problemu, cele badawcze, projekt badawczy, ramy koncepcyjne, projekt badawczy i metodologię badań, gromadzenie danych, analizę danych i ograniczenia badań, a wszystko to w celu udzielenia odpowiedzi na poniższe pytania badawcze:

1. Jaki jest obecny poziom zadowolenia klientów z usług zdrowotnych w publicznych placówkach zdrowia?
2. Jakie są wymiary świadczenia usług, które znacząco wpływają na zadowolenie klientów w szpitalach publicznych?
3. Z tych wymiarów świadczenia usług, które znacząco wpływają na zadowolenie klienta, w jakim stopniu jest to wpływ?

3.2 STWIERDZENIE PROBLEMU

Manna i in. (2013), wzywają, aby postrzeganie systemów opieki zdrowotnej przez pacjentów było w dużej mierze ignorowane przez menedżerów opieki zdrowotnej w krajach rozwijających się. Pomimo tego, że badania satysfakcji pacjentów są jednym z uznanych mierników sukcesu systemu dostarczania usług, działającego w szpitalach. Jakość usług medycznych i zadowolenie pacjentów są ze sobą wzajemnie powiązane. Zadowolenie pacjentów zależy od jakości świadczonych usług opieki zdrowotnej. Głównymi czynnikami wpływającymi na zadowolenie klientów są oczekiwania i realia dotyczące czasu oczekiwania, czasu otwarcia i zamknięcia placówek, postawy pracowników służby zdrowia, dostępności leków i materiałów oraz zasobów ludzkich w służbie zdrowia, funkcjonalnych mechanizmów informacji zwrotnej i odwoławczej, przejrzystości i odpowiedzialności oraz jakości opieki zdrowotnej. Towary i usługi muszą być dostępne, przystępne cenowo, terminowe, odpowiednie, wysokiej jakości, wydajne i skuteczne, aby sprostać wymaganiom konsumentów jako pożądany rezultat systemu opieki zdrowotnej i przyjaznego dla użytkownika środowiska.

3.3 CELE BADAWCZE

Głównym celem badania było ustalenie poziomu zadowolenia klienta z usług zdrowotnych w publicznych (rządowych) placówkach służby zdrowia oraz ocena wpływu standardów świadczenia usług na istotne dla satysfakcji klienta wymiary doświadczenia.

Szczegółowe cele tego badania były następujące:

1. Pomiar aktualnego poziomu zadowolenia klientów z usług zdrowotnych w publicznych ośrodkach zdrowia.
2. Określenie standardowych wymiarów świadczenia usług, które w znaczący sposób wpływają na zadowolenie klienta w placówkach zdrowia publicznego.
3. Określenie stopnia, w jakim istotne standardy świadczenia usług w 2 wpływają na zadowolenie klienta w placówkach zdrowia publicznego.

3.4 RAMY KONCEPCYJNE

Rysunek 3-1: Ramy koncepcyjne dotyczące badania wpływu standardów świadczenia usług na satysfakcję klienta

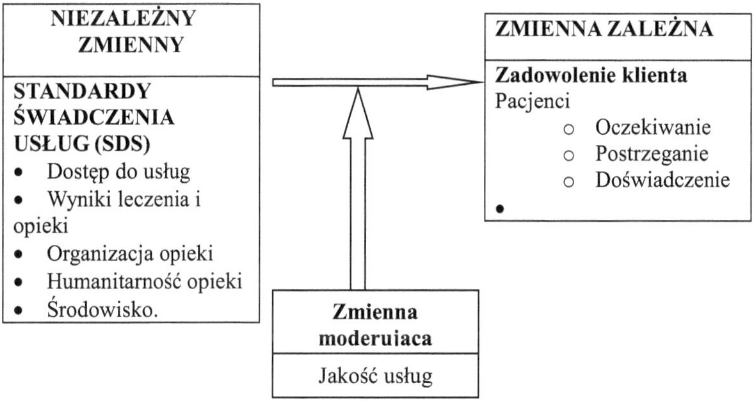

Koncepcyjne ramy teoretyczne badają związki pomiędzy wpływem standardów świadczenia usług jako niezależnej zmiennej a zmiennymi, które odgrywają rolę wewnątrz i pomiędzy nimi, jak pokazano powyżej na rysunku 3-1: Zmienne zależne odnoszą się do SDS, a zmienne zależne są moderowane przez jakość usług, które w rezultacie prowadzą do zadowolenia klienta. Standardy obsługi są ważnym narzędziem do zarządzania oczekiwaniami klientów, a tym samym wyznacznikiem ich zadowolenia. Standardy świadczenia usług wraz z konstrukcjami Dostępu do usług, Wyników Leczenia i Opieki, Organizacji Opieki, Ludzkości Opieki i Środowiska stanowią potężny zestaw pięciu czynników, które napędzają satysfakcję w usługach publicznych, wpływając tym samym na zadowolenie klienta jako zależna zmienna. Jakość jest powiązana z działalnością operacyjną jednostki poprzez pięć powyższych czynników i istnieje z podstawowych powodów biznesowych osiągnięcia satysfakcji klienta poprzez moderowanie relacji pomiędzy standardami świadczenia usług a satysfakcją klienta w ramach konstrukcji oczekiwań, postrzegania i doświadczenia klienta. Pomagając w zarządzaniu oczekiwaniami klientów, standardy usług mogą przyczynić się do zwiększenia ich zadowolenia. Dostęp do usług obejmie zakres, w jakim klienci byli w stanie uzyskać wymagane usługi i zabiegi, w tym łatwość dotarcia do punktów usługowych, czas oczekiwania, zdolność klientów do uzyskania pożądanych, akceptowalnych usług (preferencje i kwestie kulturowe) oraz przystępność cenową usług w przypadku pacjentów prywatnych. Wyniki leczenia i opieki zostały ocenione w celu określenia stopnia, w jakim dane leczenie uważane jest za skuteczne, aby usługi przynosiły pozytywne rezultaty. Obejmuje to postrzegane kompetencje techniczne usługodawców, komunikację w zakresie opieki i zaufanie do kompetencji usługodawców, gotowość klientów do ponownego skorzystania z usług lub polecenie ich innym. W odniesieniu do organizacji świadczeń zdrowotnych w placówce służby zdrowia, użytkownicy będą proszeni o przedstawienie swoich poglądów i opinii na temat tego, jak łatwy jest dla klientów dostęp do usług potrzebnych w placówce służby zdrowia. Zbadane zostaną takie aspekty, jak znajomość procedur i form pomocy, które mogą być im zaoferowane w celu uzyskania potrzebnej opieki.

Humanity of Care zostało zbadane pod kątem: empatii i wrażliwości na potrzeby klientów; promowania dobrego samopoczucia i wsparcia emocjonalnego użytkowników; zapewnienia prywatności i poufności; zaangażowania klientów i rodzin w podejmowanie decyzji przez klientów. Dbałość o to, by świadczona opieka była godna i respektowała preferencje klientów dotyczące usług i oczekiwań. Zbadano stopień zadowolenia z całego szeregu kwestii środowiskowych, aby stwierdzić, w jakim stopniu otoczenie fizyczne jest uważane za bezpieczne, komfortowe i odpowiednie do potrzeb klinicznych klientów, w tym stan fizyczny budynków, ogólną czystość i higienę, zaopatrzenie w wodę i warunki sanitarne, oświetlenie i gastronomię oraz organizację wizyt. W skrócie, powyższe ramy koncepcyjne zostały przyjęte w celu przeprowadzenia badania. Powyższe ramy koncepcyjne zostały wykorzystane do zaprojektowania narzędzi do zbierania danych, spójnych z kilkoma badaniami satysfakcji klientów przeprowadzonymi w Uganda.

3.5 PROJEKT BADAWCZY

Badanie było projektem przekrojowym, wykorzystującym zarówno jakościowe, jak i ilościowe metody zbierania danych. W badaniu wykorzystano trójfazowy, oparty na kwestionariuszu przekrojowym projekt ankiety opisowej wśród klientów, kadry kierowniczej i kluczowych informatorów w dwóch regionalnych szpitalach Masaka Regionalny Szpital Skierowniczy i Fort Portal, które celowo zostały wybrane jako te pierwsze, które opracowały i uruchomiły karty obsługi klienta.

3.6 METODOLOGIA BADAŃ

3.6.1 Populacja docelowa, operaty pobierania próbek, wielkość próbek i metody pobierania próbek

Studium Populacja

Podstawową grupą docelową byli klienci korzystającej z pomocy placówki zdrowotnej, zarówno stacjonarnej, jak i ambulatoryjnej. Opiekunowie zdrowotni również tworzą badaną populację. Dla osób wychodzących, oprócz klientów, przeprowadzono wywiady z matkami opiekującymi się dziećmi i małżonkami, którzy towarzyszyli swoim partnerom w ośrodku zdrowia. Key Informant (KI) skierowany do badania będzie osobą posiadającą wiedzę na temat standardów świadczenia usług (SDS) oraz usług zdrowotnych świadczonych w ośrodku.

Wielkość próbki i dobór próby

Wielkość próbki

Wielkość próby została obliczona na podstawie Kish oraz wzór Leslie na losowe pobieranie próbek dla pojedynczych proporcji wyrażony jako

$$n = \frac{Z2 \times PQ}{\delta^2}$$

Gdzie n= wielkość próbki

p=oszacowany odsetek usług medycznych, które spełniają standardy świadczenia usług (17,82%) jako średnia krocząca.

q=1-p

d=pożądany poziom dokładności (dopuszczalny błąd ±5%)

z=1,96 (przy 95% poziomie ufności)

$$n = \frac{1.962 * 0.1782 * 0.8218}{0.052}$$

n=251 respondentów

A dostosowanie próby do 10% brak odpowiedzi daje około 25 respondentów, co daje wielkość próby 276, jednak ogólny kwestionariusz został wypełniony przez 274 respondentów.

Wybór próbki

Próbka pacjentów szpitalnych i ambulatoryjnych była wybierana losowo na poziomie placówki zdrowotnej. Zarówno pacjenci stacjonarni, jak i ambulatoryjni zostali przechwyceni podczas pobytu w szpitalu w celu przeprowadzenia wywiadu. W każdym z wybranych zakładów opieki zdrowotnej, w których przeprowadzono wywiady z pacjentami wychodzącymi z oddziału ambulatoryjnego, opieki przedporodowej, planowania rodziny/pokwitaniowej, stomatologicznej kliniki dla małych dzieci, ogólnej OPD, Kliniki HIV, przeprowadzono wywiady z pacjentami, którzy spędzili co najmniej dwie noce na oddziale lub byli w trakcie ciąży. Zespół dwóch asystentów badawczych został wysłany do każdej z wybranych placówek służby zdrowia w celu przeprowadzenia wywiadów wyjazdowych. Zgoda została uzyskana u wybranego pacjenta przed wywiadem. Wywiady zostały przeprowadzone w lokalnym języku w punkcie wyjścia. Zostało to zrobione natychmiast po otrzymaniu usługi.

Instrument gromadzenia danych i źródło

Dane pierwotne

Dane pierwotne zostały zebrane od respondentów PO RPW i szpitali stacjonarnych uczęszczających do Fort Portal i Regionalnych Szpitali Poleconych w Masaka za pomocą pół-ustrukturyzowanego kwestionariusza oraz ustrukturyzowanego przewodnika po wywiadzie, w celu zebrania zarówno jakościowych, jak i ilościowych danych od respondentów docelowych.

Dane wtórne

Dane wtórne zostały uzyskane ze źródeł wtórnych, takich jak książki, źródła internetowe i inne powiązane dane.

Instrument gromadzenia danych

Narzędzia zbierania danych uchwyciły pięć wymiarów zadowolenia klienta i standardów usług (patrz załącznik A) opartych na pięciu obszarach zainteresowania, a mianowicie: dostęp do usług, wyniki leczenia i opieki, organizacja opieki, człowieczeństwo opieki i środowisko, w którym opieka jest oferowana. Dostęp do usług obejmował zakres, w jakim klienci byli w stanie uzyskać wymagane usługi i zabiegi, w tym łatwość dotarcia do punktów usługowych, czas oczekiwania, zdolność klientów do uzyskania pożądanych, akceptowalnych usług (preferencje i kwestie kulturowe) oraz przystępność cenową usług w przypadku pacjentów prywatnych. Wyniki leczenia i opieki zostały ocenione w celu określenia stopnia, w jakim dane leczenie uważane jest za skuteczne, aby usługi przynosiły pozytywne rezultaty. Obejmuje to postrzegane kompetencje techniczne usługodawców, komunikację w zakresie opieki i zaufanie do kompetencji usługodawców, gotowość klientów do ponownego skorzystania z usług lub polecenie ich innym. W odniesieniu do organizacji świadczeń zdrowotnych w placówce zdrowotnej poproszono użytkowników o przedstawienie swoich poglądów i opinii na temat tego, jak łatwy jest dla klientów dostęp do usług potrzebnych w placówce zdrowotnej. Zbadano takie aspekty, jak znajomość procedur i form pomocy, które można im zaoferować w celu uzyskania potrzebnej opieki. Ludzkość opieki została zbadana poprzez ocenę empatii i wrażliwości na potrzeby klienta; promowanie dobrego samopoczucia i wsparcia emocjonalnego użytkowników; zapewnienie prywatności i poufności; zaangażowanie klientów i ich rodzin w proces podejmowania decyzji. Dbałość o to, by świadczona opieka była godna i respektowała preferencje klientów dotyczące usług i oczekiwań. Zbadano stopień zadowolenia z całego szeregu kwestii środowiskowych, aby stwierdzić, w jakim stopniu otoczenie fizyczne jest uważane za bezpieczne, komfortowe i odpowiednie do potrzeb klinicznych klientów, w tym stan fizyczny budynków, ogólną czystość i higienę, zaopatrzenie w wodę i warunki sanitarne, oświetlenie i gastronomię oraz organizację wizyt.

Metoda	Podsumowanie
1. **Dyskusje w grupach fokusowych**	**2 IOS** - po jednym z każdego miejsca badań (każde z 7-10 członków)
2. **Kluczowe wywiady informacyjne**	**2 KIIs-five** (5) w każdym zakładzie opieki zdrowotnej
3. **Wywiady indywidualne**	**280 wywiadów rozłożonych** proporcjonalnie na poszczególne działy badań.
4. **Obserwacja**	1 formularz wypełniony w każdym miejscu (w sumie 2).

3.6.3 Metody analizy danych

Zebrane dane zostały oczyszczone i poddane triangulacji w celu zapewnienia wymaganej dokładności i kompletności. Kopia zapasowa danych została wykonana w celu zabezpieczenia przed utratą danych. Dane zostały przeanalizowane przy użyciu oprogramowania SPSS. Dane zostały poddane serii kontroli w celu zapewnienia spójności. Dane zostały "oczyszczone" przy użyciu SPSS w celu sprawdzenia, czy nie występują w nich niespójności i przygotowania pliku z czystymi danymi do dalszej analizy przy użyciu epi-info. Opracowano różne tabulacje według celów badania i wykorzystano je w sprawozdawczości. Zostały wygenerowane tabulacje częstotliwości i tabulacje krzyżowe. Ilustracje graficzne zostały wygenerowane tam, gdzie było to konieczne dla celów sprawozdawczych. Raport podsumowujący został wygenerowany w oparciu o tabulacje i ilustracje graficzne. Przeprowadzono niezbędne testy statystyczne w celu analizy danych. Analiza danych opierała się na odpowiedziach w celu uzyskania wyników opisowych. Wyniki badania zostały następnie przedstawione w formularzu raportu.

Analizę danych jakościowych przeprowadzono przy użyciu jakościowych technik opisowych. Zostaną wygenerowane transkrypty. Dane z ręcznych transkryptów zostały zaczerpnięte z analizy treści, która polega na analizie treści wywiadu w celu określenia głównych tematów, które wyłaniają się z odpowiedzi udzielonych przez respondentów. Proces obejmował identyfikację głównych tematów, przypisanie kodów do głównych tematów, sklasyfikowanie odpowiedzi w ramach głównych tematów i wreszcie włączenie tematów i odpowiedzi do matrycy analitycznej, która będzie stanowić podstawę do przygotowania raportu. Niektóre z głównych tematów, które wyłaniają się z ich badań, zostaną przedstawione w formie dosłownych odpowiedzi, aby zachować poczucie odpowiedzi. Zanotowano, jak często pojawiał się dany temat, oraz podano próbkę odpowiedzi. Raport został przygotowany w oparciu o matrycę wygenerowaną na podstawie analizy zawartości

ROZDZIAŁ 4: ANALIZA DANYCH, USTALENIA I DYSKUSJA

4.1 WPROWADZENIE

W niniejszym rozdziale przedstawiono prezentację, analizę i interpretację wyników badania. Tendencja dyskusji koncentruje się na relacji między badanymi zmiennymi i pomiędzy nimi w celu podjęcia próby odpowiedzi na pytania badawcze. Zmienne badania i ich wartości procentowe przedstawione są w tabelach, wykresach i testach statystycznych, aby pokazać związek między zmiennymi badawczymi. Statystyki opisowe zostały przedstawione w dalszej części rozdziału w celu zbadania wyników badania w oparciu o cele badawcze, jak podano poniżej:

1. Pomiar aktualnego poziomu zadowolenia klientów z usług zdrowotnych w publicznych ośrodkach zdrowia.
2. Określenie standardowych wymiarów świadczenia usług, które w znaczący sposób wpływają na zadowolenie klienta w placówkach zdrowia publicznego.
3. Określenie stopnia, w jakim istotne standardy świadczenia usług w 2 wpływają na zadowolenie klienta w placówkach zdrowia publicznego.

Charakterystyka demograficzna respondentów: Poszukiwano analizy wpływu standardów świadczenia usług na satysfakcję klienta, studium przypadku publicznych placówek służby zdrowia w zakresie UgandaDane zostały zebrane od 274 respondentów, co przedstawia poniższa tabela 4-1.

Tabela 4-1: Rozkład częstotliwości charakterystyk demograficznych respondentów

Zmienna	Częstotliwość:	Procent (%)
SEX(n=274)		
Mężczyzna	96	35
Kobieta	178	65
AGE (Lata=267)		
10-19	37	13.9
20-29	56	21.0
30-39	86	32.2
40-49	57	21.3
50-59	23	8.6
60-69	8	3.0
Poziom wykształcenia(n=272)		
Brak	69	25.2
Główny	155	57.0
Poziom "O"	31	11.4
Poziom "A"	2	0.7
Dyplom	8	2.9
Stopień naukowy	2	2.6
Mistrz	0	0
Inne (określić)	0	0
ZAŁOŻENIE(n= 257)		
Farmer/pasant	127	49.4
Osoba prowadząca działalność gospodarczą	75	29.2
Student	18	7.0
Inni	37	14.4

Źródło: Dane pierwotne (2014)

Większość klientów stanowiły kobiety (65%), z których 32,2% należało do kategorii wiekowej 30-39 lat, 57% tych respondentów posiadało wykształcenie podstawowe, a 49,4% to rolnicy lub chłopi, a kolejne 29,2% to przedsiębiorcy, jak pokazano w tabeli 4-1 powyżej.

4.2 Analiza opisowa

4.2.1 Statystyki opisowe dotyczące dostępu do usług zdrowotnych

Jednym z celów badania była ocena wpływu czynników wpływających na standardy świadczenia usług na poziom zadowolenia klientów ze świadczeniodawców, a mianowicie ocena standardów świadczenia usług w zakresie dostępu pacjentów do usług zdrowotnych, ich przystępności cenowej oraz czasu oczekiwania na dostęp do tych usług. Wyniki badania wykazały, że tylko 35,8% klientów potrzebowało mniej niż 30 minut na dotarcie do placówki medycznej, zgodnie z zaleceniami Ministerstwa Zdrowia, przy czym 64,5% potrzebowało więcej niż 30 minut na przemieszczenie się pomiędzy placówkami służby zdrowia a ich domem, co zdawało się wskazywać na duże odległości pomiędzy domem pacjenta a placówką służby zdrowia. Badanie wykazało ponadto, że 38% klientów korzystało z taksówek/pojazdów, następnie z motocykli (28,5%) i rowerów (27,7%). Analiza wykazała ponadto, że spośród pacjentów, u których stwierdzono zatrudnianie środków transportu, 33,3% płaciło od 5,0000/= do 10,0000/= szylingi ugandyjskie.

Jeśli chodzi o zmienną dotyczącą tego, czy płacili oni za usługi zdrowotne, ustalenia wykazały, że większość 67% otrzymywało bezpłatne usługi, ponieważ badanie zostało przeprowadzone w państwowych szpitalach referencyjnych, które są placówkami publicznymi, gdzie usługi są bezpłatne, z wyjątkiem prywatnych oddziałów. Stwierdzono, że pacjenci, którzy płacili za usługi, w większości 54,5% nie otrzymywali pokwitowań za płacone przez siebie środki, co było wskaźnikiem nieformalnych płatności w publicznych placówkach służby zdrowia, a 44% płaciło od 2.000 do 5.0000/=. Badanie wykazało ponadto, że 22,7% pacjentów, którzy płacili, płaciło za badanie poziomu cukru we krwi, a następnie 21,3% płaciło za usunięcie zębów.

Z badania wynika, że 41,1% respondentów było widzianych od razu po przybyciu do placówki i nie spędzało żadnego czasu na oczekiwaniu na usługi, jednak spośród tych, którzy czekali na usługi, 24,9% miało czas oczekiwania na usługi zdrowotne krótszy niż 15 minut, co wydaje się być rozsądnym czasem oczekiwania, jak wynika z Tabeli 4-2 poniżej.

Tabela 4-2: Statystyki opisowe dotyczące dostępu do usług

Zmienna	**Częstotliwość: (f)**	**Procent (%)**
DOSTĘP DO USŁUG		
Czas potrzebny na przemieszczanie się między zakładem opieki zdrowotnej a domem	98	35.8
< 30 minut	98	35.8
30 minut - 1 godzina	60	21.9
Więcej niż 1 godzina, ale mniej niż 2 godziny	7	2.6
Od 2 do 3 godzin	11	4.0
>3 godziny		
Środki transportu wykorzystane do przeniesienia się do placówki służby zdrowia (n=267)	63	23
• Spacerowałem	76	27.7
• Korzystaj z roweru	7	2.6
• Boda Boda(rower)	76	28.5
• motor	104	38.0
• Taksówka/pojazd	24	8.8
• Samochód prywatny		
Jeśli zostałeś wynajęty, Koszt wynajętego obiektu n=(174)		
• mniej niż 2.000	41	23.6
• 2100 – 5,000	41	23.6
• 5,000- 10,000	58	33.3
• Ponad 10.000	34	19.1
PRZEDSIĘBIORSTWO		
Czy płacisz za usługi zdrowotne		
• **Tak**	88	32.3
• Nie	160	67.7
Jeśli tak, to czy wydano ci pokwitowanie		
• Tak	40	45.5
• Nie	48	54.5
Jeśli tak, Jak dużo(n=75)		
• mniej niż 2000	9	12.0
• Pomiędzy 2,000- 5,000	33	44.0
• więcej niż 5,000 ale mniej niż 10,000	16	21.3
• ponad 10.000	17	22.0
Przyczyna płatności (n=-75)		
• Test na mój poziom cukru	17	22.7
• Dla teatru	8	10.7
• Aby zapewnić szybkie działanie	8	10.7
• Żeby wydobyć mój ząb	16	21.3
• Do skanowania jamy brzusznej	15	20.0
• Do przeglądów i innych usług	9	12.0
• Aby kupić leki	1	1.3
	1	1.3

Źródło: Dane pierwotne (2014)

W odniesieniu do aspektu, czy czas oczekiwania na świadczenia zdrowotne jest dla pacjentów rozsądny, wyniki badania wykazały, że większość 41,6% respondentów zgodziła się, że czas oczekiwania na świadczenia zdrowotne jest dla nich rozsądny. Jednak z 30,8% oczekujących na świadczenia zdrowotne uznało, że oczekiwanie jest zbyt długie, większość klientów (57,9%) otrzymała od pracowników służby zdrowia powód, dla którego czekali zbyt długo, a większość 43,2% pracowników służby zdrowia podała powód zbyt długiego oczekiwania ze względu na obecność wielu pacjentów w szpitalach, następnie 10,8% podano powód, dla którego placówka służby zdrowia miała kilku pracowników służby zdrowia i niedostępność specjalistów.

Tabela 4-3: Statystyki opisowe dotyczące czasu oczekiwania

Zmienna	**Częstotliwość:** *(f)*	**Procent** *(%)*
CZAS OCZEKIWANIA		
Jak długo trwała opieka zdrowotna nad tobą (n=265)		
• Nie czekałem	109	41.1
• mniej niż 15 minut	66	24.9
• 16min-30min	40	15.1
• 1 godzina 1 min - 2 godziny	32	12.1
• Nie wiem	18	6.8
Czy uważasz, że ten czas oczekiwania był rozsądny?(n=240)		
• To było rozsądne.	100	41.6
• To było długie.	40	16.6
• To było zbyt długie.	74	30.8
• Nie wiem.	26	10.8
Jeśli czekałeś zbyt długo, Czy pracownik służby zdrowia wyjaśnił ci powód długiego oczekiwania?		
• tak	43	57.9
• Nie	31	42.1
Jeśli tak, to jaki powód podałeś?(n=74)		
• Specjalista niedostępny	8	10.8
• Wielu pacjentów	32	43.2
• Niewielu pracowników służby zdrowia	8	10.8
• Nie podano żadnego powodu	9	12.2
• Inne (określić)	17	23.0

Źródło: Dane pierwotne (2014)

Większość respondentów 74,3% zdecydowanie zgodziła się, że klienci mają równy dostęp do usług zdrowotnych, jeśli chodzi o to, czy placówka oferuje całodobowe pokrycie w nagłych wypadkach, analiza wykazała, że większość 69,5% zdecydowanie się na to zgadza, a tylko 13,4% zdecydowanie się z tym nie zgadza. Gdy pytano o to, czy ambulatorium lub oddział powiatowy mają dogodne godziny otwarcia, 48,1% respondentów zdecydowanie się z tym zgodziło. Dostępność minimalnego dopuszczalnego poziomu wykwalifikowanego personelu we wszystkich punktach świadczenia usług w placówce zdrowotnej, ustalenia wykazały, że 43,9% zdecydowanie się z tym nie zgadza, co sugeruje, że w tych szpitalach publicznych, w których przeprowadzono badanie, brakuje minimalnego wykwalifikowanego personelu w każdym punkcie świadczenia usług w placówce zdrowotnej, co potwierdza niedobór personelu w placówkach publicznych, jak pokazano w tabeli 4-4 poniżej.

Tabela 4-4: Statystyki opisowe dotyczące dostępu do opieki zdrowotnej

Zmienna	**Częstotliwość:** *(f)*	**Procent (%)**
Klienci mają równy dostęp do usług zdrowotnych (n=257)		
Zdecydowanie nie zgadzam się	58	22.6
Nie zgadzam się	8	3.1
Zdecydowanie zgadzam się	191	74.3
Obiekt oferuje 24-godzinny zasięg w nagłych wypadkach (n=187)		
Zdecydowanie nie zgadzam się	25	13.4
Nie zgadzam się	8	4.3
Uzgodnić	24	12.8
Zdecydowanie zgadzam się	130	69.5
Ambulatorium /Oddział ambulatoryjny ma dogodne godziny otwarcia(n=187)		
Zdecydowanie nie zgadzam się	26	13.8
Nie zgadzam się	32	16.9
Neutralny	8	4.2
Uzgodnić	32	16.9
Zdecydowanie zgadzam się	91	48.1
Minimalny dopuszczalny poziom wykwalifikowanego personelu jest dostępny dla usług (n=230)		
Zdecydowanie nie zgadzam się	101	43.9
Nie zgadzam się	24	10.4
Uzgodnić	33	14.3
Zdecydowanie zgadzam się	72	31.3
Istnieje dyskryminacja w dostępie do usług zdrowotnych (n=274)	133	48.5
Zdecydowanie nie zgadzam się	141	51.5
Zdecydowanie zgadzam się		
Pracownicy służby zdrowia są wrażliwi na przekonania klientów (n=265)	58	21.9
Zdecydowanie nie zgadzam się	9	3.4
Neutralny	16	6.0
Uzgodnić	`182	68.7
Zdecydowanie zgadzam się		
Klienci otrzymują wszystkie leki, które są przepisywane przez pracowników służby zdrowia (n= 257)		
Zdecydowanie nie zgadzam się	67	26.1
Neutralny	9	3.5
Uzgodnić	25	9.7
Zdecydowanie zgadzam się	156	60.7
Obiekty te świadczą szereg usług (n=248)		
Zdecydowanie nie zgadzam się	26	10.5
Zdecydowanie zgadzam się	188	75.8

Źródło: Dane pierwotne (2014)

Z badania wynika, jak pokazano w tabeli4-4 powyżej, że istnieje pewien poziom dyskryminacji w dostępie do usług zdrowotnych w szpitalach, z czym 51,5% respondentów zdecydowanie się zgadza, ponieważ klienci czuli się dyskryminowani w sposób, w jaki traktowali ich niektórzy pracownicy służby zdrowia. Jednakże, jeśli chodzi o wrażliwość pracownika służby zdrowia na przekonania kulturowe klientów, wyniki badania wykazały, że większość 68,7% respondentów zdecydowanie się na to zgadza, co oznacza, że pracownik służby zdrowia był bardzo wrażliwy na przekonania kulturowe pacjentów. Na zmiennej "czy pacjenci otrzymywali wszystkie leki przepisane przez pracowników służby zdrowia" wyniki badania wykazały, że 70,4% otrzymywało wszystkie przepisane leki. Na zmiennej "czy pacjenci otrzymywali wiedzę lub byli informowani o celu leku, który był im podawany w 89,9% odpowiedzi. Niezależnie od tego, czy obiekt świadczył szereg usług oczekiwanych na tym poziomie, było oczywiste, że większość 75,8% zdecydowanie się na to zgadza, co oznacza, że w większości tych obiektów .oferowano szereg usług, jak pokazano w tabeli 4-4 powyżej.

4.2.2 Opisowe statystyki dotyczące wyników leczenia i opieki

Badanie wykazało, że większość pacjentów (89,6%) potwierdziła, że w 86,7% przypadków pracownicy służby zdrowia przeprowadzali codzienne przeglądy pacjentów, a pacjenci byli traktowani z szacunkiem i godnością. Respondenci zgodzili się, że "pracownicy służby zdrowia posiadają odpowiednią, stosowną i wystarczającą wiedzę, aby świadczyć usługi skutecznie, sprawnie i bezpiecznie przez 92,5 % pacjentów, co zdecydowanie wskazuje na to, że pracownicy służby zdrowia posiadają odpowiednią, stosowną i wystarczającą wiedzę i umiejętności, aby wykonywać swoje obowiązki.

Wyniki badania wykazały ponadto, że 77,5% respondentów zgadza się, że gdy pracownicy służby zdrowia obiecują coś zrobić do pewnego czasu, faktycznie to robią, co świadczy o pewnym poziomie zaangażowania pracowników służby zdrowia. Jeśli chodzi o to, czy "*pracownicy służby zdrowia, którzy opiekowali się pacjentami, dobrze znali swoją pracę, świadcząc usługi po raz pierwszy i wspominali o bezbłędnych oświadczeniach i zapisach*", badanie wykazało, że 89,6% udzieliło pozytywnych odpowiedzi, co dało do zrozumienia, że pracownicy służby zdrowia znają swoją pracę i wykonują ją z minimalnymi błędami w celu zapewnienia bezpieczeństwa klientów.

Jeśli chodzi o zmienną dotyczącą tego, czy "*pracownicy* służby zdrowia dostarczali pacjentom odpowiednich informacji umożliwiających im radzenie sobie z *ich sytuacją zdrowotną"*, badanie wykazało, że większość respondentów (96,8 %) zgadzała się z tym stwierdzeniem, co jest wskaźnikiem, że pracownicy służby zdrowia dostarczali pacjentom odpowiednich informacji umożliwiających im radzenie sobie z ich sytuacją zdrowotną i podejmowanie świadomych decyzji dotyczących opieki podczas pobytu w szpitalu. "Pracownik służby zdrowia zrobił wszystko, co w jego mocy, aby pomóc pacjentowi", badanie wykazało, że większość 94,4% ankietowanych pacjentów zgadza się z tym, co jest wskaźnikiem, że pracownicy służby zdrowia pomagali pacjentom, co było wskaźnikiem zaangażowania pracowników służby zdrowia w ich pracę. Jeśli chodzi o to, czy "pacjenci byli zadowoleni z poziomu otrzymywanej opieki zdrowotnej", wyniki badania wykazały, że większość 91% respondentów zdecydowanie się z tym zgadza, co jest wskaźnikiem, że byli oni zadowoleni z poziomu opieki zdrowotnej, którą otrzymywali w badanych placówkach publicznych, jak pokazano w tabeli 4-5 poniżej.

Tabela 4-5: Opisowe dane statystyczne dotyczące wyników leczenia i opieki

Zmienne	Częstotliwość (f)	Procent(%)
Okrągły oddział jest prowadzony w celu dokonania przeglądu		
pacjentów codziennie (n=230)	16	7.0
Zdecydowanie nie zgadzam się	0	0.0
Nie zgadzam się	8	3.5
Neutralny	25	10.9
Uzgodnić	181	78.7
Zdecydowanie zgadzam się		
Pacjenci leczeni odpowiednio przez pracowników służby		
zdrowia (n=195)	17	8.7
Zdecydowanie nie zgadzam się	9	4.6
Nie zgadzam się	8	4.1
Uzgodnić	161	82.6
Zdecydowanie zgadzam się		
Pracownicy służby zdrowia posiadają odpowiednią, stosowną i wystarczającą wiedzę, aby świadczyć skuteczne i wydajne		
usługi (n=212)	16	5.8
Zdecydowanie nie zgadzam się	196	92.5
Zdecydowanie zgadzam się		
Obiecując, że zrobią coś do pewnego czasu, zrobią to(n=222)		
Zdecydowanie nie zgadzam się	33	14.9
Nie zgadzam się	8	3.6
Neutralny	9	4.1
Uzgodnić	34	15.3
Zdecydowanie zgadzam się	138	62.2
Pracownicy służby zdrowia, którzy się mną opiekowali, znali		
swoją pracę(n=239)	17	7.1
Zdecydowanie nie zgadzam się	8	3.3
Neutralny	25	10.5
Uzgodnić	189	79.1
Zdecydowanie zgadzam się		
Pracownicy służby zdrowia udzielili odpowiednich informacji, aby umożliwić Pani/Panu radzenie sobie z sytuacją		
zdrowotną(n=248)	8	3.2
Zdecydowanie nie zgadzam się	17	6.9
Uzgodnić	223	89.9
Zdecydowanie zgadzam się		
Pracownicy służby zdrowia zrobili wszystko, aby mi		
pomóc(n=256)	17	6.6
Zdecydowanie nie zgadzam się	25	9.8
Uzgodnić	214	83.6
Zdecydowanie zgadzam się		
Zadowolony z poziomu opieki zdrowotnej, jaką		
otrzymałem(n=265)	8	3.0
Neutralny	16	6.0
Uzgodnić	241	91.0
Zdecydowanie zgadzam się		
Prawdopodobnie polecić tę placówkę zdrowotną innej osobie		
(n=274)	9	3.3
Nie zgadzam się	8	2.9
Neutralny	257	93.8

Zdecydowanie zgadzam się		
Jeśli chory w innym czasie może wrócić(n=274)		
Uzgodnić	33	12.0
Zdecydowanie zgadzam się	241	88.0

Źródło: Dane pierwotne (2014)

Badanie wykazało, że prawdopodobieństwo, że pacjenci/klienci polecą placówkę zdrowotną jakiejkolwiek innej osobie wynosi 93,7%, co wskazuje, że respondenci zdecydowanie polecą placówkę zdrowotną innej osobie i w końcu 100% zgodzi się, że "po ponownym zachorowaniu mogą obiecać i zobowiązać się do powrotu do tej samej placówki zdrowotnej".

4.2.3 Statystyki opisowe dotyczące opieki organizacyjnej

Organizacja opieki w publicznych placówkach zdrowia, wyniki badania wykazały, że większość 93,8% badanych zgodziła się, że **"Funkcjonalne karetki pogotowia ratunkowego stacjonowały w placówkach służby zdrowia"**, co jest wyraźnym wskaźnikiem, że w dwóch publicznych szpitalach kierowania ogólnego, w których przeprowadzono to badanie, funkcjonujące karetki pogotowia ratunkowego były dostępne i stacjonowały w placówce służby zdrowia w celu obsługi skierowań w nagłych wypadkach.

Tabela 4-63: Statystyki opisowe dotyczące opieki organizacyjnej

Zmienna	Częstotliwość (f)	Procent (%)
Funkcjonalna karetka pogotowia ratunkowego stacjonująca na terenie obiektu(n= 256)		
Zdecydowanie nie zgadzam się	8	3.1
Neutralny	8	3.1
Uzgodnić	34	13.3
Zdecydowanie zgadzam się	206	80.5
Do rozpatrywania skarg stosuje się jasną procedurę (n=265)	33	12.5
Zdecydowanie nie zgadzam się	8	3.0
Nie zgadzam się	42	15.8
Uzgodnić	182	68.7
Zdecydowanie zgadzam się		
W każdym miejscu w różnych działach znajdują się etykiety (n=274).		
Zdecydowanie nie zgadzam się	41	15.0
Neutralny	9	3.3
Uzgodnić	34	12.4
Zdecydowanie zgadzam się	190	69.3
Procedura otrzymywania opieki zdrowotnej była dobrze poinformowana (n=224)		
Zdecydowanie nie zgadzam się	41	15.0
Uzgodnić	9	3.3
Zdecydowanie zgadzam się	224	81.8
Istnieje możliwość wyboru pracownika służby zdrowia, którego potrzebujesz (n=274)		
Zdecydowanie nie zgadzam się	57	22.3
Uzgodnić	60	23.4
Zdecydowanie zgadzam się	139	54.3
Klienci otrzymują indywidualną i specjalistyczną uwagę (n=180)	17	9.4
Zdecydowanie nie zgadzam się	12	6.7

Neutralny Uzgodnić Zdecydowanie zgadzam się	12 139	6.7 77.2
Adekwatność informacji podawanych przy zadawaniu pytania (n=123) Zdecydowanie nie zgadzam się Nie zgadzam się Neutralny Uzgodnić Zdecydowanie zgadzam się	 24 10 7 16 123	 13.3 5.6 3.9 8.6 68.3

Źródło: Dane pierwotne (2014)

Ponadto, w odniesieniu do zmiennej " ***dostępności jasnych procedur, które powinny być stosowane do rozpatrywania skarg*** "wyniki badania wykazały, że większość 84,5% respondentów zgodziła się, że takie procedury są dostępne do rozpatrywania skarg pacjentów w tych publicznych szpitalach ogólnych. Jeśli chodzi o zmienną dotyczącą tego, czy "w ***każdym miejscu w różnych oddziałach placówki zdrowotnej istnieją etykiety***", badanie wykazało, że większość 81,7% respondentów zgodziła się na to, co było wskaźnikiem, że w tych publicznych, ogólnych szpitalach skierowań istnieją etykiety na każdym oddziale placówki zdrowotnej. W odniesieniu do zmiennej "czy procedura otrzymywania opieki zdrowotnej była dobrze zakomunikowana, badanie wykazało, że najwyższy odsetek 81,8% zdecydowanie się na to zgadza, co było wyraźnym wskaźnikiem, że w tych placówkach zdrowotnych istniały procedury otrzymywania opieki zdrowotnej i były one dobrze zakomunikowane z wyprzedzeniem. "Badanie wykazało, że większość 77,7% respondentów zgodziła się z tą zmienną, co było wskaźnikiem, że w pewnym stopniu szanowane są ich preferencje i możliwość wyboru przez klienta pracownika służby zdrowia, którym pacjent powinien się zająć. Badanie wykazało również, że większość 83,9% badanych zgodziła się, że pacjenci otrzymują indywidualną i specjalistyczną opiekę, a większość 76,9% zgodziła się, że pracownicy służby zdrowia dostarczyli odpowiednich informacji, gdy zadawali pytania, co było wskaźnikiem pewnego poziomu opieki organizacyjnej, jak pokazano w tabeli 4-6 powyżej.

4.2.4 Statystyki opisowe dotyczące humanitaryzmu opieki zdrowotnej

Jeśli chodzi o aspekt człowieczeństwa w opiece, wyniki badania wykazały, że 92,8% respondentów zgodziło się, że pracownicy służby zdrowia traktowali pacjentów z uprzejmością i empatią. Badanie wykazało ponadto, że 93,1% z nich było zgodnych co do tego, że "klienci byli zaangażowani w swoją własną opiekę, słuchali i mieli czas na interakcję". Wyniki badania wykazały również, że 93,6% respondentów uważa, że opieka świadczona przez pracowników służby zdrowia i zakład opieki zdrowotnej maksymalizuje prywatność i poufność pacjentów. To samo badanie ujawniło, że 72,8% z nich było zgodnych co do tego, że dostawcy usług przestrzegali i respektowali prawa klientów. Pacjenci otrzymują potrzebne informacje dotyczące ich leczenia w 75,1% przypadków, przy czym tylko 54,9% z nich wskazało, że czas działania Służby i godziny odwiedzin były wyraźnie podane przy wejściu do placówki, tylko 38,6% respondentów mogło wymienić dwóch lub więcej klientów/pacjentów, 86,7% zgodziło się, że w przypadku poważnej choroby konsultowano się z członkami rodziny, a w przypadku przyjęcia 84,4% respondentów umożliwiono wizytę u pacjenta. Wystarczająco dużo prywatności zapewniono przy omawianiu ich stanu zdrowia lub leczenia w 74,8% i 84,5% podczas badania, 81% przyznało, że znane im były informacje wyjaśniające, jak złożyć skargę do placówki zdrowotnej na otrzymaną opiekę, a 94,4% z nich doceniło fakt, że pracownicy służby zdrowia traktowali ich z godnością, jak pokazano w tabeli 4-7 poniżej.

Tabela 4-7: Tabela analizy opisowej człowieczeństwa opieki

Zmienna	Freq (f)	(%)
Personel traktuje pacjentów z uprzejmością i empatią (n=166)		
Zdecydowanie nie zgadzam się	5	3.0
Uzgodnić	22	13.3
Zdecydowanie zgadzam się	132	79.5
Klienci angażują się we własną opiekę, słuchają, mają czas na interakcję, (n=174) Zdecydowanie nie zgadzam się Uzgodnić Zdecydowanie zgadzam się	12 6 156	6.9 3.4 89.7
Świadczona opieka maksymalizuje prywatność i poufność pacjentów, (n=173) Zdecydowanie nie zgadzam się Nie zgadzam się Zdecydowanie zgadzam się	11 12 150	6.4 6.9 86.7
Dostawcy przestrzegają i szanują prawa klientów (n=175)		
Zdecydowanie nie zgadzam się	38	21.7
Nie zgadzam się	6	3.4
Uzgodnić	31	17.7
Zdecydowanie zgadzam się	100	57.1
Prawa i obowiązki klientów w lokalnym języku są wyraźnie przedstawione dla klienta (n=187) Zdecydowanie nie zgadzam się Nie zgadzam się Zdecydowanie zgadzam się	60 16 111	32.1 8.6 59.4
Pacjenci otrzymują potrzebne im informacje dotyczące ich leczenia (n=182)		
Zdecydowanie nie zgadzam się	45	24.7
Nie zgadzam się	17	9.3
Zdecydowanie zgadzam się	120	65.9
Czasy pracy serwisu i godziny odwiedzin są wyraźnie wyświetlane przy wejściu do zakładu (n=175).		
Zdecydowanie nie zgadzam się	79	45.1
Zdecydowanie zgadzam się	96	54.9
Klienci są w stanie zidentyfikować co najmniej 3 z ich praw (n=189)		
>2 praw	73	38.6
≤2 praw	116	61.4
Skonsultowano się z członkami rodziny w przypadku poważnej choroby (n=128) Zdecydowanie nie zgadzam się Neutralny Uzgodnić Zdecydowanie zgadzam się	11 5 15 97	8.6 3.9 11.7 75.0
Odwiedzający mogli zobaczyć pacjenta po przyjęciu (n= 135)		
Zdecydowanie nie zgadzam się	10	7.4
Nie zgadzam się	6	4.4
Neutralny	5	3.7
Uzgodnić	13	9.6
Zdecydowanie zgadzam się	101	74.8
Podczas omawiania mojego stanu zdrowia lub leczenia zapewniono wystarczającą prywatność (n=162) Zdecydowanie nie zgadzam się Zdecydowanie zgadzam się	16 127	9.9 74.8
Pacjentowi zapewniono wystarczająco dużo prywatności podczas badania (n=168) Zdecydowanie nie zgadzam się Zdecydowanie zgadzam się	26 142	15.5 84.5
Udzielono informacji wyjaśniających, jak złożyć skargę do placówki zdrowotnej na otrzymaną opiekę (n=180) Zdecydowanie nie zgadzam się Neutralny Uzgodnić Zdecydowanie zgadzam się	56 6 25 93	31.1 3.3 6.3 74.7
Personel szpitala był na ogół przyjazny, uprzejmy, pełen szacunku i poświęcał wystarczająco dużo czasu na rozmowę ze mną (n=130).		
Zdecydowanie nie zgadzam się	26	14.9
Neutralny	7	4
Uzgodnić	11	6.3
Zdecydowanie zgadzam się	130	74.7
Pracownicy służby zdrowia traktowali pacjenta z godnością(n=181)		

Zdecydowanie nie zgadzam się	100	5.5
Uzgodnić	12	6.6
Zdecydowanie zgadzam się	159	87.8

Źródło: Dane pierwotne

4.2.5 Środowisko opisowe i obiekty fizyczne

Analiza obiektów środowiskowych i fizycznych wykazała, że 96,9% respondentów zdecydowanie zgadzało się, że kompleks obiektów jest czysty, jak pokazano w tabeli 4-8 poniżej.

Tabela 4-8: Tabela dotycząca analizy opisowej obiektów środowiskowych i fizycznych

Zmienna	częstotliwość	Procent (%)
Kompleks tego obiektu jest bardzo czysty (194)		
Uzgodnić	6	3.1
Zdecydowanie zgadzam się	188	96.9
Pokój szpitalny jest czysty (n=194)		
Zdecydowanie nie zgadzam się	12	6.2
Nie zgadzam się	6	3.1
Uzgodnić	30	15.5
Zdecydowanie zgadzam się	146	75.3
W poczekalni znajduje się materiał rozrywkowo-edukacyjny (n=174)		
Zdecydowanie nie zgadzam się	93	53.4
Neutralny	12	6.9
Zdecydowanie zgadzam się	69	39.7
Bezpieczeństwo środowiska, w tym kontrola komarów (n=174)		
Zdecydowanie nie zgadzam się	13	7.2
Uzgodnić	14	7.7
Zdecydowanie zgadzam się	154	85.1
Pacjenci mają dostęp do czystej wody (n=188)		
Zdecydowanie nie zgadzam się	20	10.6
Uzgodnić	10	5.3
Zdecydowanie zgadzam się	158	84.0
Obiekty fizyczne były atrakcyjne wizualnie (n=168)		
Zdecydowanie nie zgadzam się	7	4.2
Nie zgadzam się	0	0
Neutralny	11	6.5
Uzgodnić	13	7.7
Zdecydowanie zgadzam się	137	81.5
Czy ich moskitiery na oddziałach dla pacjentów (n= 175)	62	35.4
Tak	37	21.1
Nie	74	39.4
Nie wiem.		

Źródło: Dane pierwotne(2014)

Z badania wynika, że 90,8% respondentów zgadzało się, że pokoje szpitalne są czyste, co pokazuje tabela 4.7 powyżej.

Badanie wykazało ponadto, że 89,3% respondentów zgodziło się z tym badaniem, że pacjenci mają dostęp do czystej wody w placówce służby zdrowia, co dało wskaźnik, że w tych placówkach służby zdrowia jest dostęp do czystej wody. Badanie wykazało ponadto, że

89,2% respondentów zdecydowanie zgadza się, że obiekty fizyczne są atrakcyjne wizualnie. Wreszcie, jeśli chodzi o dostępność moskitier, 39,4 % nie wiedziało, czy w placówkach służby zdrowia istnieją moskitiery na oddziałach dla pacjentów, czy też nie, co jest wyraźnym wskaźnikiem niedbałości ze strony pacjentów, aby zwrócić uwagę na ten istotny element usług zdrowotnych. Częściowo można to przypisać temu, że część respondentów to byli pacjenci ambulatoryjni, którzy nie byli na oddziałach szpitalnych.

4.2.6 Ogólna satysfakcja: Zakład opieki zdrowotnej zapewnia zadowalającą opiekę zdrowotną

Ogólna satysfakcja z usług zdrowotnych wyniosła 87,69%, wyrażając zadowolenie z usług świadczonych w obu publicznych placówkach zdrowotnych. W oparciu o standardy świadczenia usług, mierniki środowiskowe i fizyczne, humanitarne środki opieki, organizacyjne środki opieki, leczenie i opieka Wyniki, oczekiwanie i przystępność cen usług zdrowotnych

Tabela 4-9 Ogólne zadowolenie

Zmienna	Częstotliwość (f)	Procent (%)
Zdecydowanie nie zgadzają się	24	12.4
Uzgodnić	13	6.7
Zdecydowanie zgadzam się	157	80.9

4.3 Analiza danych inferencyjnych

Wyniki przeanalizowano i zinterpretowano w oparciu o wskaźniki kursów, wartości chi-kwadratu i P w celu ustalenia siły, kierunku i znaczenia badanych zmiennych. Wyniki analizy zostały przedstawione w formie tabelarycznej poniżej.

4.3.1 Dostęp do usług i zadowolenie klienta

Prawdopodobieństwo, że osoby, które chodziły były o 20% mniej zadowolone w porównaniu z pacjentami, którzy nie chodzili, było o 92% mniejsze w porównaniu z tymi, którzy nie chodzili z istotnym czynnikiem, $\chi 2=26,89 > 3,861$, P-Value= 0,000< 0,05. Jeśli zignorujemy chodzenie pieszo jako środek transportu, a przeanalizujemy wpływ kosztów w ramach innych środków, za które zapłacono, analiza wykazała, że koszt transportu był istotnym czynnikiem od $\chi 2= 15,8> 3,861$,P=0,010 < 0.05,Osoby, które wynajęły środki transportu za opłatą wyższą niż 5,000 okazały się 53% razy bardziej zadowolone w porównaniu z tymi, które wynajęły środki za mniej niż 5,0000/= mogło to być prawdopodobnie spowodowane tym, że tanie środki nie były skuteczne, więc opóźnienia w drodze i spóźnienia w drodze do placówki służby zdrowia, a tym samym nie otrzymanie usług, co w konsekwencji oznaczało niezadowolenie w porównaniu z tymi, którzy korzystali z drogich środków, które mogły je bardzo szybko dostarczyć do placówek służby zdrowia, a tym samym uzyskać satysfakcję, jak pokazano w poniższej tabeli.

Tabela 4-10: Weryfikacja Hipotez pomiędzy Standardem Dostawy Usług a Zadowoleniem Klienta-1

Dostępność usług	Poziom zadowolenia					
Czas przejścia z domu do placówki służby zdrowia	**Silnie niezadowolony	**Zdecydowanie zadowolony	Razem	Współczynnik kursowy	Wartości Chi-kwadratowe	P-Value
≥30min	107	18	69		55.147	0.000
<30min	63	6	125			
Razem	(170)	(24)	194			
Środki transportu wykorzystywane do uzyskania dostępu do usług zdrowotnych	**Silnie niezadowolony	**Zdecydowanie zadowolony	Razem	Współczynnik kursowy	Wartości Chi-kwadratowe	P-Value
Spacerowałem	35	6	41	0.80	26.89	0.000
Inni oznaczają	130	18	148			
Razem	165	24	189			
Koszt wynajętych środków	**Silnie niezadowolony	**Zdecydowanie zadowolony	Razem	Współczynnik kursowy	Wartości Chi-kwadratowe	P-Value
≥5,000	7	61	68	0.47	15.8	0.010
<5,000	11	46	57			
Razem	18	105	125			
Przystępność cenowa usług zdrowotnych	Poziom zadowolenia					
Czy zapłacił pan za usługi zdrowotne	**Silnie niezadowolony	**Zdecydowanie zadowolony	Razem	Współczynnik kursowy	Wartości Chi-kwadratowe	P-Value
Tak	1	54	55	0.077	12.4	0.002
Nie	23	96	119			
Razem	24	150	174			
Przystępność cenowa usług zdrowotnych	Poziom zadowolenia					
Kwota zapłacona	**Silnie niezadowolony	**Zdecydowanie zadowolony	Razem	Współczynnik kursowy	Wartości Chi-kwadratowe	P-Value
< 10,000/=	1	30	31	0.20	14.2	0.027
≥10,000/=	2	12	14			
Razem	3	42	45			
Czas oczekiwania	Poziom zadowolenia					
Jak długo zajęło ci zajęcie się	**Silnie niezadowolony	**Zdecydowanie zadowolony	Razem	Współczynnik kursowy	Wartości Chi-kwadratowe	P-Value
< 15min	13	113	126	0.523	38.7	0.000
≥15min	11	50	61			
Razem	24	163	187			

Źródło: Dane pierwotne (2014)

Tabela 4-11 Weryfikacja pomiędzy standardami świadczenia usług a satysfakcją klienta-2

Wyniki leczenia i opieki	Poziom zadowolenia					
Pracownicy służby zdrowia mają odpowiednią, stosowną i wystarczającą wiedzę, aby świadczyć skuteczne usługi	**Silnie niezadowolony	**Zdecydowanie zadowolony	Razem	Współczynnik kursowy	Wartości Chi-kwadratowe	P-Value
tak	5	5	10	8.7	13.32	0.001
Nie	14	122	136			
Razem	19	127	236			
Wyniki leczenia i opieki	Poziom zadowolenia					
Poziom opieki zdrowotnej, który otrzymałeś, był dobry/zadowalający	**Silnie niezadowolony	**Zdecydowanie zadowolony	Razem	Współczynnik kursowy	Wartości Chi-kwadratowe	P-Value
Tak	7	17	24	2.38	6.79	0.03
Nie	139	24	161			
Razem	158	41	189			
Humanitarność opieki	Poziom zadowolenia					
Klienci są w stanie zidentyfikować pięć z co najmniej trzech swoich praw	**Silnie niezadowolony	**Zdecydowanie zadowolony	Razem	Współczynnik kursowy	Wartości Chi-kwadratowe	P-Value
< 3 prawa	13	103	116	1.4	0.712	0.700
≥ 3 prawa	6	67	73			
Razem	19	170	189			
Środowisko naturalne i obiekty fizyczne	Poziom zadowolenia					
Obiekty fizyczne i środowiskowe były atrakcyjne wizualnie	**Silnie niezadowolony	**Zdecydowanie zadowolony	Razem	Współczynnik kursowy	Wartości Chi-kwadratowe	P-Value
Tak	5	7	12	4.54	14.1	0.000
Nie	14	89	103			
Razem	19	96	115			

Źródło: Dane pierwotne (2014)

Tabela 4-12 Weryfikacja pomiędzy standardami świadczenia usług a satysfakcją klienta-3

Weryfikacja pomiędzy standardami świadczenia usług a satysfakcją klienta-3

Organizacja opieki	Poziom zadowolenia					
Procedura otrzymywania opieki jest dobrze poinformowana	**Silnie niezadowolony	**Zdecydowanie zadowolony	Razem	Współczynnik kursowy	Wartości Chi-kwadratowe	P-Value
Tak	18	20	38	22.5	10.4	0.000
Nie	6	150	156			
Razem	24	170	194			
Organizacja opieki	Poziom zadowolenia					
Dostarczono odpowiednich informacji na temat miejsca, w którym można otrzymać konkretną usługę	**Silnie niezadowolony	**Zdecydowanie zadowolony	Razem	Współczynnik kursowy	Wartości Chi-kwadratowe	P-Value
Tak	12	135	147	0.163	40.1	0.000
Nie	12	22	34			
Razem	24	157	181			
Organizacja opieki	Poziom zadowolenia					
Etykiety znajdują się w różnych miejscach w różnych działach placówki zdrowotnej.	**Silnie niezadowolony	**Zdecydowanie zadowolony	Razem	Współczynnik kursowy	Wartości Chi-kwadratowe	P-Value
Tak	17	151	168	0.306	8.01	0.000
Nie	7	19	26			
Razem	24	170	194			

Źródło: Dane pierwotne (2014)

Badanie wykazało, że osoby, które płaciły, były o 92,3% bardziej skłonne do czerpania satysfakcji z tych placówek służby zdrowia, co po prostu oznacza, że osoba, która płaciła, była obsługiwana dobrze w porównaniu z osobami, które nie płaciły za usługi z istotnym czynnikiem od $\chi2=12,4 > 3,861$,P-Value $= 0,002 < 0,05$,O.R= 0,077.

Wielkość płaconej kwoty była również istotna dla wyjaśnienia satysfakcji z usług zdrowotnych w tych placówkach, ponieważ $\chi2$= 14,2 > 3,861 i p-value= 0,027< 0,05 .Osoby, które płaciły ponad 10 0000/= miały 80% większe szanse na uzyskanie satysfakcji z usług zdrowotnych w tych placówkach w porównaniu z tymi pacjentami, którzy płacili mniej niż 10 0000/= za usługi zdrowotne.

Czas oczekiwania był istotnym czynnikiem wyjaśniającym poziom zadowolenia z usług zdrowotnych w tych placówkach. od $\chi2$= 38,7 > 3,861 i wartości P=0,000 < 0,05 .Pacjent, którego czas oczekiwania wynosił ponad 15 min. był o 99% mniejszy ;prawdopodobnie będzie czerpał satysfakcję z usług zdrowotnych w porównaniu z tymi pacjentami, których czas oczekiwania wynosił mniej niż 15 min.

4.3.2 Efekty leczenia i opieki z zadowoleniem klienta

Wyniki Leczenia i Opieki, mierzone jako pracownicy służby zdrowia posiadający odpowiednią, stosowną i wystarczającą wiedzę do świadczenia efektywnych usług, pokazały, że był to istotny czynnik wyjaśniający satysfakcję pacjentów wynikającą z korzystania z takich placówek zdrowotnych. Wynika to z faktu, że test $\chi2$ dał nam wartości 8,7, które są większe od wartości testu 3,861 przy 5% poziomie istotności i wartości p-value= 0,001, która była niższa od hipotetycznej wartości 0,05. Scrutiny kursy współczynnik wartość, jednostki które pokazywali że kliniczne usługi były skuteczne one, znajdowali out być 8.7 razy bardziej prawdopodobni mieć czerpać satysfakcję od usług zdrowotnych świadczyć od te placówek zdrowotnych, stąd traktowanie i opieka wyniki są kluczowymi czynnikami w wyjaśniać satysfakcję pacjentów dostawać od placówek zdrowotnych. Analiza poziomu opieki zdrowotnej, którą otrzymują pacjenci z placówek służby zdrowia jest istotna w wyjaśnianiu poziomu uzyskiwanej satysfakcji, ponieważ $\chi2$= 6,79 > 3,861 i wartość P 0,03< 0,05. Pacjenci, którzy otrzymali efektywną opiekę zdrowotną byli 2,38 razy bardziej skłonn i do uzyskiwania satysfakcji z tych usług w porównaniu z tymi pacjentami, którzy nie otrzymali efektywnej opieki zdrowotnej.

4.3.3 Humanity of Care and Client Satisfaction (Opieka humanitarna i zadowolenie klienta)

Ludzkość opieki mierzona jako świadomość praw klientów w żaden sposób nie wyjaśniała zadowolenia pacjentów z tych świadczeń zdrowotnych w tych placówkach. Dzieje się tak po prostu dlatego, że $\chi2$= 0,712 < 3,861 i p-value = 0,700, co oznacza, że nie wpłynęło to na asertywność klientów do żądania odpowiedzialności od pracowników służby zdrowia, w tym nawet tych, którzy byli świadomi swoich praw.

4.3.4 Organizacja opieki

Zmienna ta, czyli dobrze zakomunikowana procedura otrzymywania opieki, jako zmienna wskaźnikowa opieki organizacyjnej, jako jeden ze standardów świadczenia usług, miała istotne znaczenie w wyjaśnianiu poziomu satysfakcji pacjentów ze szpitali. Dzieje się tak po prostu dlatego, że wartość chi square wynosiła 10,4> 3,861, a p- wartość 0,000< 0,05. Pacjent, u którego stwierdzono, że procedury otrzymywania opieki były dobrze skomunikowane, miał 10,4 raza większe szanse na uzyskanie satysfakcji w porównaniu z kontrprocedurami, które nie zostały im dobrze skomunikowane.

Adekwatność dostarczonych informacji o tym, gdzie można otrzymać określone usługi, oraz istnienie etykiet w każdym punkcie szpitala, były w znacznym stopniu związane z poziomem zadowolenia wynikającym z usług tych szpitali. Wynika to po prostu z faktu, że wartości chi-kwadratów dla obu tych zmiennych i ich odpowiednich wartości p- wynosiły odpowiednio > 3,861 i < 0,05.

Pacjent, który z powodu braku organizacji nie otrzymał odpowiedniej informacji o tym, gdzie można otrzymać konkretną usługę, był 0,163 razy mniej skłonny do uzyskania satysfakcji ze świadczeń zdrowotnych w porównaniu z jego gabinetem, który otrzymał odpowiednią informację o tym, gdzie można otrzymać konkretną usługę, podczas gdy pacjent, który udał się do oddziału bez etykiet, był 0,306 razy mniej skłonny do uzyskania satysfakcji w porównaniu z jego gabinetem; część pacjentów, którzy udali się do oddziałów służby zdrowia, gdzie nie było takich etykiet.

Następnie w oparciu o trzy zmienne wskaźnikowe możemy stwierdzić, że czynnik "Opieka organizacyjna jako jeden ze standardów świadczenia usług znacząco wpływa na zadowolenie pacjentów z usług".

4.3.5 Środowisko i obiekty fizyczne oraz zadowolenie klienta

Środowisko i obiekty fizyczne jako standard świadczenia usług, jest istotnym czynnikiem w wyjaśnianiu poziomu zadowolenia pacjentów z tych obiektów służby zdrowia, To po prostu dlatego, że chi - wartość kwadratowa 14,1 jest większa niż nasza wartość testowa 3,861 i p - wartość 0,000 w porównaniu z wartością testową 0,05 również sugeruje to samo. Pacjenci, którzy znajdowali się w środowiskach, w których obiekty fizyczne i środowiskowe były atrakcyjne wizualnie, mieli 4,54 razy większe szanse na uzyskanie satysfakcji z usług zdrowotnych od tych obiektów. Albo alternatywnie, ci pacjenci, którzy chodzili do placówek zdrowotnych z atrakcyjnymi wizualnie obiektami środowiskowymi i fizycznymi, byli w stanie czerpać satysfakcję z tych usług w 95,46%. Powyższa analiza potwierdza hipotezę, że standardy świadczenia usług mają wpływ na zadowolenie Klienta.

4.4 Kluczowa kwestia, nad którą rząd powinien pracować w celu poprawy świadczenia usług w publicznych szpitalach skierowań

Respondenci zgłosili szereg sugestii dotyczących poprawy świadczenia usług w publicznych szpitalach skierowań, co zostało podsumowane w tabeli 4-13 poniżej.

Tabela 4-13 Propozycje klientów dotyczące poprawy jakości usług

Propozycje klientów dla Publicznych Zakładów Opieki Zdrowotnej w celu poprawy jakości świadczonych usług	Procent (%)
Podwyższenie wynagrodzenia lekarzy, lekarze powinni być dostępni w szpitalach w pełnym wymiarze godzin, a także należy zapobiegać opóźnieniom, aby pomóc w nagłych wypadkach i skrócić czas oczekiwania wśród przyszłych matek.	98.4
Zapisz więcej leków, daj nam darmowe usługi	90.9
Wystarczająca ilość instrumentów w laboratorium i minimalizacja opóźnień w dostawach w tych maszynach, które są zamawiane	90.3
Kup więcej wózków inwalidzkich, napraw sufity i systemy odwadniające	80.9
Pracownicy służby zdrowia powinni być w pobliżu, aby pomóc tym pacjentom, którzy nie mają opiekunów, zatrudnić więcej lekarzy w klinice diabetologicznej.	76.2
Regularnie czyścić brudne toalety, toalety nie migające błyskiem, wkładać papiery toaletowe, brak higieny, pacjenci defekują na werandzie	70.1
Zatrudnić więcej lekarzy, więcej klinicystów, więcej pielęgniarek, aby zredukować zbyt długie linie i zatory w słowach.	67.7
Zalecenie dla pacjentów, aby nie rozpraszać odpadów w związku	68.9
Placówki i usługi zdrowotne powinny być przynoszone ludziom przegranym	65.9
Niektórzy lekarze nie znają swojej pracy, więc przenieś ich na miejsce	65.3
Pacjenci powinni otrzymywać swoje notatki dotyczące leczenia po wypisie.	47.9
Dostarczanie pożywienia pacjentom, a więc tym, którzy przyjeżdżają z dużych odległości i mają bezpośrednią drogę do	45.6
Pracownicy służby zdrowia powinni być dla nas mili	34.5
Inne, inne niż wyżej wymienione)	2.4

Źródło: Dane pierwotne (2014)

Jednak respondenci zgłosili dalsze sugestie, takie jak zatrudnienie większej liczby lekarzy w celu redukcji na dłuższą metę, okazało się, że pracownicy służby zdrowia tak dobrze sobie radzą na niektórych oddziałach szpitalnych i byli zbyt dobrzy. Jednakże, nie wolno im było zadawać pytań, pracownicy służby zdrowia powinny być szybsze, Wszystkie leki powinny być umieszczone w klinice, tak aby pacjent nie iść je kupić z zewnątrz i umieścić więcej leków w magazynie, ponieważ pacjenci nie mają pieniędzy na zakup leków, Szpital powinien podnieść do jak ma wiele usług. lub wniosek o zmianę szpitala na lepszy poziom , Pacjenci muszą znać konkretne czasy, w których pracownicy służby zdrowia zaczynają pracować i są to więcej obszarów, w których rząd powinien położyć większy nacisk na poprawę świadczenia usług w placówkach służby zdrowia.

Tabela 4-14 Inne komentarze respondentów

Komentarz	Procent (%)
Zatrudnienie większej liczby lekarzy w celu redukcji na długich liniach.	75.6
Pracownicy służby zdrowia przychodzili tak dobrze, że lekarze są zbyt dobrzy.	30.8
Nie wolno nam zadawać pytań	68.5
Pracownicy służby zdrowia powinni być szybsi	91.2
Wszystkie leki powinny być umieszczone w klinice, aby pacjent nie poszedł je kupić z zewnątrz i umieścić więcej leków w magazynie, ponieważ pacjenci nie mają pieniędzy na zakup leków	94.5
Szpital ten powinien zostać przeniesiony do Krajowego Szpitala, ponieważ posiada wiele usług. lub wniosek o zmianę szpitala na lepszy poziom	23.7
Pacjenci muszą znać konkretne czasy, w których pracownicy służby zdrowia rozpoczynają pracę	56.9

4.5 ANALIZA WIELOCZYNNIKOWA

Tabela 4.15; Model regresji logistycznej

Zmienna	Współczynnik	LUB	95%CI dla LUB	P-VALUE
Dostęp do świadczenia usług Spacerując Inni	0.21	2.19	1.70 - 2.492	0.0000**
Czas oczekiwania < 15 minut ≥ 15 min	0.16	0.34	-0.86 - 0.50	0.0001**
Dostępność urządzeń środowiskowych i fizycznych Tak Nie	0.01	2.58	1.63 - 3.79	0.0016**
Przystępność cenowa < 10,000 ≥10,000	0.25	0.36	-0.023 - 0. 58	0.0090**
Skuteczność kliniczna (poziom opieki zdrowotnej) Zadowalający Niezadowalający	1.01	3.46	1.41 - 4.67	0.021**
Opieka organizacyjna Zadowalający Niezadowalający	2.24	4.24	2.46 - 8.64	0.032**
Stały	**1.15**			

** Znaczący P-value

Źródło: Dane pierwotne (2014)

Na etapie wielowymiarowym stosowano stopniową regresję logistyczną Back Ward w celu opanowania dezorientacji. Do modelu regresji logistycznej włączono wszystkie zmienne na poziomie dwuwariantowym, które w istotny sposób wiązały się z poziomem satysfakcji ze świadczeń zdrowotnych. Zmienne te obejmowały: dostęp do świadczenia usług, czas oczekiwania, warunki środowiskowe i fizyczne, przystępność cenową świadczeń zdrowotnych, wyniki leczenia i opieki oraz opiekę organizacyjną. Najlepszy dopasowany model regresji logistycznej ostatecznie przewiduje poziom zadowolenia pacjenta z usług zdrowotnych przy uwzględnieniu niezależnych zmiennych (standardy świadczenia usług). Model ma formę jak:

Logit (Y) =α+β1X1+β2X3+β3X3 +β4X4+ β5X5+β6X6+β_{7X7}

Gdzie logit PY jest prawdopodobieństwem, że pacjent odwiedzający jakikolwiek regionalny szpital skierowań uzyska satysfakcję, α jest βi punktu przecięcia Y jest wartością współczynnika prawdopodobieństwa konfunderów w modelu. Po skorygowaniu o dezorientację na poziomie wielowymiarowym przy użyciu współczynnika prawdopodobieństwa logarytmicznego wszystkie zmienne okazały się znaczące; i te zmienne były;

Dostęp do usług w przypadku osób, które nie chodziły pieszo, miał 2,19 razy większe szanse na uzyskanie satysfakcji z usług zdrowotnych niż w przypadku części ladowych, które chodziły (OR = 2,19, 95%CI 1,70-2,492, wartość P 0,000).

Czas oczekiwania, w którym osoby, których czas oczekiwania był dłuższy niż 15 minut, były 0,34 razy mniej skłonne do uzyskania satysfakcji w porównaniu z ich licznikami, których czas oczekiwania był krótszy niż 15 minut (OR= 0,34, 95 % CI -0,86-0,5, wartość P - 0,001).

Organizacja środowiskowa i fizyczna, w której pacjent, który udał się do placówki zdrowotnej z organizacją fizyczną i środowiskową, miał 2,58 razy większe szanse na uzyskanie satysfakcji niż pacjent, który udał się do placówki, w której nie miał formy (OR=2,58, 95%CI 1,63-3,79, wartość P 0,0010).

Przystępność cenowa była również znacząca, ponieważ pacjent, którego przystępność cenowa była niska, miał 0,36 razy mniejsze szanse na uzyskanie satysfakcji ze świadczeń zdrowotnych w porównaniu z jego przeciwległymi częściami, których przystępność cenowa była dobra (OR=0,36, 95%CI 0-0,023-0,58, P- wartość 0,0090).

Skuteczność kliniczna, gdy pacjent, który udał się do placówki, w której skuteczność kliniczna była dobra, jest 3,46 razy bardziej skłonny do czerpania satysfakcji ze świadczeń zdrowotnych w porównaniu z jego przeciwległymi częściami (OR= 3,46, 95%CI 0,41-4,67, wartość P 0,021).

Opieka organizacyjna, gdzie chory, który poszedł na oddział o wysokim poziomie opieki organizacyjnej, miał 4,24 razy większe szanse na uzyskanie satysfakcji ze świadczeń zdrowotnych w porównaniu z tym, który poszedł na oddział, którego poziom pochodzenia był niski OR=4,24, 95%CI 2,46-8,64, wartość P 0,032).

4.6 Dyskusja na temat wyników badań

W dyskusji nad wynikami badań kierowano się celami badań w porównaniu z recenzowaną literaturą.

Charakterystyka demograficzna i zadowolenie klienta

Charakterystyka demograficzna respondentów wykazała dominację kobiet na poziomie sześćdziesięciu pięciu procent (65%) kobiet i 35% mężczyzn, co było podobne do wcześniejszego badania SUSTAIN(Raport niepublikowany), w którym sześćdziesiąt procent (60%) spośród 361 respondentów stanowiły kobiety i 40% mężczyźni. Ogólne zadowolenie z badania wyniosło 91% (Raport niepublikowany, 2014). Z badania satysfakcji przeprowadzonego w ambulatoryjnych klinikach krajowego szpitala skierowań Mulago wynika, że ogólna satysfakcja pacjentów była nieoptymalna, ale wyższa wśród pacjentów z wykształceniem podstawowym i średnim w porównaniu z tymi, którzy nie posiadali wykształcenia, a także wyższa wśród osób uczęszczających do kliniki leczenia HIV i klinik badawczych (MPS, 2008), wydaje się, że w przypadku obecnego badania 82,4% respondentów posiadało wykształcenie podstawowe lub nie posiadało go wcale, a większość była chłopska (49,4%). Powyższe ustalenie jest sprzeczne z ustaleniami MoH(2008), które zdawały się sugerować, że poziom zadowolenia z dostępu do placówek służby zdrowia wzrasta wraz z poziomem formalnej edukacji. Respondenci bez formalnego wykształcenia byli najmniej zadowoleni (59%) w porównaniu z osobami, które uzyskały wykształcenie średnie (74%) i wyższe (75%). Odzwierciedla to wpływ formalnej edukacji na zadowolenie z usług zdrowotnych. Formalna edukacja może zwiększyć wiedzę na temat usług, jakie mają świadczyć ośrodki zdrowia, co wpływa na to, czego można oczekiwać w ośrodkach zdrowia, a co za tym idzie na poziom zadowolenia. The Health Boards Executive (HBE), 2003 earlier had indicated a number of important factors that may influence satisfaction should be considered, namely literacy levels, intellectual and physical/sensory levels and difficulties with language proficiency or ethnic and cultural diversity some of which could also apply in the current study.

4.6.1 Dostęp do usług zdrowotnych i zadowolenie klienta

W badaniu oceniono standardy świadczenia usług w zakresie dostępu pacjentów do usług zdrowotnych, ich dostępność fizyczną, przystępność cenową oraz czas oczekiwania na dostęp do tych usług. Wyniki badania wykazały, że tylko 35,8% klientów potrzebowało mniej niż 30 minut, aby dotrzeć do publicznej placówki skierowań, w porównaniu z 72% populacji znajdującej się w odległości 5 km od placówki zdrowotnej.

Badanie wykazało również, że 64,5% respondentów potrzebowało ponad 30 minut na przemieszczanie się między placówkami służby zdrowia a ich domem, co zdawało się wskazywać na duże odległości między domem pacjenta a placówką służby zdrowia.
Z badania wynika, że 66% respondentów jest zadowolonych z czasu oczekiwania w porównaniu z wcześniejszymi badaniami, które wskazywały, że użytkownicy oczekują na dłuższy czas w placówkach służby zdrowia i są niezadowoleni zwłaszcza w placówkach publicznych, a tylko 46% wychodzących pacjentów jest zadowolonych (MoH, 2008). Może to wynikać z faktu, że w regionalnym szpitalu skierowań istnieje szereg czynników osiągalnych na tym poziomie opieki, które sprawiają, że pacjenci cenią sobie dobre relacje międzyludzkie ze świadczeniodawcami. Zostało to wskazane jako wiodący obszar satysfakcji, wraz z dobrą obsługą przez pracowników i terminową obsługą. Z drugiej strony, czynnikiem wpływającym na zadowolenie klienta i dającym podstawy do obaw jest czas oczekiwania na usługi oraz czynniki, które go przedłużają, ale uznano, że czas oczekiwania jest istotnym czynnikiem wyjaśniającym poziom zadowolenia z usług świadczonych w tych placówkach zdrowotnych. od czasu $\chi2= 38,7 > 3,861$ i wartości $P=0,000 < 0,05$ .Pacjent, którego czas oczekiwania wynosił ponad 15min był 99 razy krótszy ;prawdopodobnie czerpie satysfakcję ze świadczeń zdrowotnych w porównaniu z tymi pacjentami, których czas oczekiwania wynosił mniej niż 15 min. Wyniki badania wykazały, że 70,7 % otrzymało wszystkie przepisane leki

Z badania wynika, że 67% respondentów otrzymywało bezpłatne usługi, z czego 54,5% nie otrzymywało paragonów z tytułu uiszczanych opłat (wskaźnik nieformalnych opłat) w służbie zdrowia, co oznacza, że 19% respondentów płaciło nieformalnie, z czego 44% płaciło w przedziale 2 000-5 0000/=.Badanie wykazało ponadto, że większość 22,7% pacjentów, którzy płacili, płaciło za badanie poziomu cukru we krwi, a następnie 21,3% za usuwanie zębów.

Powyższy scenariusz płatności za badania krwi wynika z braku dostaw pasków glukozy w ciągu ostatnich 10 miesięcy przez National Medical Stores (NMS)" (KI).

Badanie wykazało, że osoby, które płaciły, były 92,3 razy bardziej skłonne do czerpania satysfakcji z tych placówek służby zdrowia, co po prostu oznacza, że osoba, która płaciła, była obsługiwana dobrze w porównaniu z tymi, którzy nie płacili za usługi z istotnym czynnikiem od $\chi2=12,4 > 3,861$, P-Value = 0,002 < 0,05 , O.R= 0,077.

Wielkość płaconej kwoty była również istotna w tłumaczeniu zadowolenia ze świadczeń zdrowotnych w tych placówkach, ponieważ $\chi2= 14,2 > 3,861$ i p-value= 0,027< 0,05 .Osoby, które płaciły ponad 10 0000/= miały 80 razy większe szanse na uzyskanie zadowolenia ze świadczeń zdrowotnych w tych placówkach w porównaniu z tymi pacjentami, którzy płacili mniej niż 10 0000/= za świadczenia zdrowotne. Jednak ci, którzy prawdopodobnie płacili więcej niż 10 0000/= byli tymi, którzy zostali przyjęci na prywatnym oddziale z dobrym stanem higieny, dlatego niewielu pacjentów otrzymało tyle uwagi, ile potrzebują. Ten czynnik satysfakcji mógłby zostać zbadany przez szpital, aby zwiększyć dochody z podatków dla szpitala. Wcześniejsze badania w Uganda placówki służby zdrowia sugerowały, że zadowolenie z wartości opłaconych usług było najwyższe (76%) wśród starszych pacjentów w porównaniu z młodszymi użytkownikami, którzy wyrazili swoje zadowolenie na poziomie 68%. To zróżnicowanie wiekowe w poziomie zadowolenia może być funkcją różnic liczbowych, ponieważ za usługi zdrowotne płaci więcej osób starszych niż młodych, a zjawisko to można wytłumaczyć różnicami w przystępności cenowej.

4.6.2 Efekty leczenia i opieki z zadowoleniem klienta

Wyniki badania wykazały, że większość respondentów 87,9% jest zadowolona z poziomu opieki zdrowotnej, z którą się zgadzają, co jest wskaźnikiem, że są zadowoleni z poziomu opieki zdrowotnej, którą otrzymują w placówkach publicznych, a prawdopodobieństwo polecenia placówki zdrowotnej innej osobie wynosi 93,8%, przy czym 88% zdecydowanie zgadza się, że "po ponownym zachorowaniu może obiecać i zobowiązać się do powrotu do tej samej placówki". MoH Satisfaction podało, że umiejętności i kompetencje usługodawców zostały ocenione powyżej średniej (60%).

Kompetencje techniczne były postrzegane jako dostępność wyszkolonych pracowników służby zdrowia posiadających odpowiednie umiejętności komunikacyjne, w tym: słuchanie ich problemu, wyjaśnianie badań, procedur i zabiegów oraz umożliwianie zadawania pytań. Klienci preferowali usługodawców o dobrych umiejętnościach interpersonalnych, takich jak życzliwość, uprzejmość, okazywanie szacunku, niedyskryminacja, porozumiewanie się w języku zrozumiałym dla klienta, zwracanie uwagi i zapewnianie poufności klienta z satysfakcją na poziomie 92,5% Jednak w badaniu 68,5% respondentów wskazało, że nie wolno im zadawać pytań. Wyniki leczenia i opieki, mierzone jako pracownicy służby zdrowia posiadający odpowiednią, stosowną i wystarczającą wiedzę do świadczenia efektywnych usług, wykazały, że był to istotny czynnik wyjaśniający satysfakcję pacjentów wynikającą z korzystania z tego typu placówek zdrowotnych. Wynikało to z faktu, że test $\chi 2$ dał nam wartości 8,7, które są większe od wartości testu 3,861 przy 5% poziomie istotności przy wartości p= 0,001, która była niższa od hipotetycznej wartości 0,05. Badanie wartości współczynnika szans, osób, które wykazały, że usługi kliniczne były dla nich skuteczne, okazało się 8,7 razy bardziej prawdopodobne, że uzyskały satysfakcję z usług zdrowotnych świadczonych w tych placówkach zdrowotnych, stąd wyniki leczenia i opieki są kluczowym czynnikiem w wyjaśnianiu satysfakcji pacjentów uzyskiwanej z placówek zdrowotnych. Analiza poziomu opieki zdrowotnej, którą otrzymują pacjenci z placówek służby zdrowia jest istotna w wyjaśnianiu poziomu uzyskiwanej satysfakcji, ponieważ $\chi2= 6,79 > 3,861$ i wartość P $0,03< 0,05$. Pacjenci, którzy otrzymali efektywną opiekę zdrowotną byli 2,38 razy bardziej skłonni do uzyskiwania satysfakcji z tych usług w porównaniu z tymi pacjentami, którzy nie otrzymali efektywnej opieki zdrowotnej. Powyższe ustalenia nie są zaskoczeniem, ponieważ szpitale rekomendowane są obiektami doskonałymi o dużej koncentracji kompetentnych technicznie i wykwalifikowanych pracowników.

4.6.3 Organizacja opieki i satysfakcji klienta

Organizacja opieki w publicznych placówkach zdrowia, wyniki badania wykazały, że większość 93,8% badanych pacjentów zgodziła się, że **"w placówkach zdrowia stacjonują funkcjonalne karetki pogotowia ratunkowego", a** "***dostępność jasnych procedur, które powinny być stosowane przy rozpatrywaniu skarg***" wyniki badania wykazały, że większość 84,5% zgadza się, że takie procedury są dostępne przy rozpatrywaniu skarg pacjentów w tych publicznych szpitalach. Badanie satysfakcji przeprowadzone przez Ministerstwo Zdrowia w 2008 r. wykazało, że ogólny poziom zadowolenia z organizacji usług był niski, 51% wychodzących pacjentów wyraziło pełne zadowolenie, chociaż wielu użytkowników (72%) było całkowicie zadowolonych z przyjęcia i poradnictwa otrzymywanego w placówkach służby zdrowia o zróżnicowaniu regionalnym. Wyższe poziomy odnotowano w regionie Nilu Zachodniego, a najniższe w regionie Północnym (MoH, 2008). Wyniki badania wykazały również, że 86,7% Zdecydowanie zgadzają się, że opieka świadczona przez pracowników służby zdrowia i placówki medyczne maksymalizuje prywatność i poufność pacjentów, co również jest wyraźnym wskaźnikiem, że 15,3% respondentów nie było jednym silnym porozumieniem w ramach tej zmiennej, co oznacza, że w pewnym stopniu placówki czasami nie są w stanie zmaksymalizować prywatności i poufności pacjentów.

4.6.4 Humanitarność opieki i zadowolenie klienta

Jeśli chodzi o aspekt ludzki opieki, wyniki badań wykazały, że większość 92,8% respondentów zgadza się, że pracownicy służby zdrowia traktują pacjentów z uprzejmością i empatią. Badanie wykazało ponadto, że 93,1% pacjentów zgadza się, że "pacjenci są zaangażowani we własną opiekę, wysłuchiwani i mają zapewniony czas na interakcję", co jest również wskaźnikiem, że szpitale zapewniają opiekę skoncentrowaną na pacjencie.

Wyniki badania wykazały również, że 93,6% respondentów zgodziło się, że opieka świadczona przez pracowników służby zdrowia i zakład opieki zdrowotnej maksymalizuje prywatność i poufność pacjentów w porównaniu z Satysfakcją z prywatności podczas opieki w ramach wcześniejszych badań - 76% odchodzących respondentów było zadowolonych z prywatności podczas opieki w zakładach opieki zdrowotnej, a mniej niż 20% było w większości zadowolonych (MoH. 2008).
Ludzkość opieki mierzona jako świadomość praw klientów w żaden sposób nie wyjaśniała zadowolenia pacjentów z tych świadczeń zdrowotnych w tych placówkach. Dzieje się tak po prostu dlatego, że $\chi 2= 0,712 < 3,861$ i p-value = 0,700, co oznacza, że nie wpłynęło to na asertywność klientów do żądania odpowiedzialności od pracowników służby zdrowia, w tym nawet tych, którzy byli świadomi swoich praw. Brak żądania praw wynika z faktu, że klienci nie są świadomi swoich praw, w związku z czym domagają się ich upowszechniania i zaangażowania zainteresowanych stron, jak to zostało określone w kartach klienta.

4.6.5 Obiekty środowiskowe i fizyczne oraz zadowolenie klienta

Badanie wykazało, że 90,8% respondentów zgadza się z tym badaniem, że pacjenci mają dostęp do czystej wody w placówce służby zdrowia, co dało wskaźnik, że w tych placówkach jest to dostęp do czystej wody. Badanie wykazało również, że większość 81,5% respondentów zdecydowanie zgadza się z tym, że placówki służby zdrowia są atrakcyjne wizualnie ze względu na fakt, że od roku finansowego 2008/2009 szpitale skierowujące otrzymują fundusze na rozwój kapitałowy, a tym samym podejmują duże inwestycje infrastrukturalne, co zmieniło oblicze regionalnych szpitali skierowań w tym kraju.

Wreszcie, jeśli chodzi o zmienną dostępność moskitier . większość 39,4% nie wiedziała, czy w oddziałach służby zdrowia, ich moskitiery istniały w oddziałach dla pacjentów, czy nie, co jest wyraźnym wskaźnikiem niedbałości po stronie pacjentów, aby zwrócić uwagę na ten ważny składnik zdrowia, czy też alternatywnie, jest to wskaźnik, że w tych oddziałach, nie było żadnych moskitier. Przekształceni obywatele to zatem ci, którzy posiadają wiedzę na temat standardów usług, popytu na informacje o usługach i usługodawcach, przyczyniają się do świadczenia usług i są w stanie żądać odpowiedzialności między innymi (MPS, 2010).

Środowisko i obiekty fizyczne jako standard świadczenia usług, jest istotnym czynnikiem w wyjaśnianiu poziomu zadowolenia pacjentów z tych obiektów służby zdrowia, To po prostu dlatego, że chi - wartość kwadratowa 14,1 jest większa niż nasza wartość testowa 3,861 i p - wartość 0,000 w porównaniu z wartością testową 0,05 również sugeruje to samo. Pacjenci, którzy znajdowali się w środowiskach, w których obiekty fizyczne i środowiskowe były atrakcyjne wizualnie, mieli 4,54 razy większe szanse na uzyskanie satysfakcji z usług zdrowotnych od tych obiektów. Albo alternatywnie, ci pacjenci, którzy chodzili do placówek zdrowotnych z atrakcyjnymi wizualnie obiektami środowiskowymi i fizycznymi, byli w stanie czerpać satysfakcję z tych usług w 95,46%.

ROZDZIAŁ 5: PODSUMOWANIE USTALEŃ, WNIOSKI I ZALECENIA

5.1 Wprowadzenie

W niniejszym rozdziale przedstawiono podsumowanie badania, omówienie wyników, wnioski i zalecenia. Dyskusja, wnioski i zalecenia wynikają z wyników badań uzyskanych na podstawie danych pierwotnych i wtórnych.

5.2 Podsumowanie najważniejszych ustaleń

1. Badanie wykazało, że 64,5% respondentów potrzebowało ponad 30 minut na przemieszczanie się między placówkami służby zdrowia a ich domami, co zdawało się wskazywać na duże odległości między domami pacjentów a placówkami służby zdrowia.
2. Z badania wynika, że 87% respondentów było zadowolonych z czasu oczekiwania w porównaniu z wcześniejszymi badaniami, które wskazywały, że użytkownicy czekają na dłuższy czas w placówkach służby zdrowia i byli niezadowoleni zwłaszcza w placówkach publicznych, a tylko 46% wychodzących pacjentów było zadowolonych (MoH, 2008). Istotnym czynnikiem wyjaśniającym poziom satysfakcji z otrzymywania świadczeń zdrowotnych w tych placówkach zdrowotnych był czas oczekiwania na świadczenia i czynniki, które wydłużają się. od $\chi 2= 38,7 > 3,861$ i wartości $P=0,000 < 0,05$ .Pacjent, którego czas oczekiwania wynosił ponad 15 min. był 99 razy krótszy ;prawdopodobnie będzie czerpał satysfakcję z otrzymywania świadczeń zdrowotnych w porównaniu z tymi pacjentami, których czas oczekiwania wynosił mniej niż 15 min.
3. Z badania wynika, że 41,1% respondentów było widzianych od razu i nie spędzało żadnego czasu na oczekiwaniu na usługi; jednak spośród tych, którzy czekali na usługi, 24,9% oczekiwało na nie dłużej niż 15 minut, co oznacza, że ogółem 66% klientów było widzianych w ciągu 15 minut, co jest godne pochwały pomimo braków kadrowych.
4. Respondenci byli zgodni co do tego, że w 89,6% przypadków przeprowadza się obchody oddziału, przy czym 86,7 % respondentów wyraziło zgodę na traktowanie klientów z godnością i szacunkiem, a 92,5% potwierdziło, że pracownicy służby zdrowia posiadają odpowiednią, stosowną i wystarczającą wiedzę, aby świadczyć usługi skutecznie, sprawnie i bezpiecznie.
5. Wyniki badania wykazały, że 70,7 % osób otrzymało wszystkie przepisane leki, co oznacza zwiększoną dostępność podstawowych leków i świadczeń zdrowotnych w placówkach zdrowia publicznego.
6. Z badania wynika, że 67% respondentów otrzymywało bezpłatne usługi, z czego 54,5% nie otrzymywało paragonów z tytułu uiszczanych opłat (wskaźnik nieformalnych opłat) w dziedzinie zdrowia publicznego, co oznacza, że 19% respondentów płaciło nieformalnie,

z czego 44% płaciło w przedziale 2 000-5 0000/=.Badanie wykazało ponadto, że 22,7% pacjentów, którzy płacili, było za badanie poziomu cukru we krwi, a 21,3% za usuwanie zębów.

7. Wyniki badania wykazały, że większość respondentów 87,9% jest zadowolona z poziomu opieki zdrowotnej, z której korzystają, co jest wskaźnikiem, że są zadowoleni z poziomu opieki zdrowotnej, którą otrzymują w placówkach publicznych, a prawdopodobieństwo polecenia placówki zdrowotnej innej osobie wynosi 93,8%, przy czym 100% zgadza się, że "po ponownym zachorowaniu obiecali i zobowiązali się do powrotu do tej samej placówki zdrowotnej, co oznacza zaufanie do placówek publicznych.
8. Ludzkość opieki mierzona jako świadomość praw klientów w żaden sposób nie tłumaczyła zadowolenia pacjentów z tych świadczeń zdrowotnych w tych placówkach. Dało to wartość $\chi2= 0,712 < 3,861$ i p-value = 0,700, co oznacza, że miało to wpływ na asertywność klientów do żądania odpowiedzialności od pracowników służby zdrowia, w tym nawet tych, którzy byli świadomi swoich praw.
9. Ustalenia wykazały, że z wyjątkiem Humanity of care, pozostałe standardy świadczenia usług były czynnikami decydującymi o zadowoleniu klientów w sposób wyraźny i znaczący wpłynęły na poziom zadowolenia z placówek służby zdrowia. Z analizy wynika, że istotne czynniki zostały podsumowane 5-1 poniżej:

Tabela 5-1 Podsumowanie hipotezy Testowanie

**	**Standardy świadczenia usług**	**Zmienna**	**Współczynnik kursowy**	**Wartości Chi-kwadratowe**	**P-Value**
		Czas potrzebny na przeprowadzkę z domu do placówki służby zdrowia		55.147	0.000
1	**Dostęp do opieki**	Środki transportu używane do przemieszczania się z domu do placówki służby zdrowia	0.80	26.89	0.000
		Koszt wynajmu wpłynął również na satysfakcję	0.47	15.8	0.010
		Płatność za usługi	0.077	12.4	0.002
		Czas oczekiwania na usługi	0.523	38.7	0.000
2	**Wyniki leczenia i opieki**	Poziom opieki zdrowotnej, który otrzymałeś, był dobry/zadowalający	8.7	13.32	0.001
	Obiekty środowiskowe i fizyczne	Obiekty fizyczne i środowiskowe były atrakcyjne wizualnie	4.54	14.1	0.000
4		Procedura otrzymywania opieki jest dobrze poinformowana	22.5	10.4	0.000
	Opieka organizacyjna	Dostarczono odpowiednich	0.163	40.1	0.000

		informacji na temat miejsca, w którym można otrzymać konkretną usługę			
		Etykiety znajdują się w różnych miejscach w różnych działach placówki zdrowotnej.	0.306	8.01	0.000

10. **Ważenie pięciu standardów świadczenia usług**

Większość wartości p dla istotnych zmiennych dla standardów świadczenia usług, zaokrąglonych do dwóch miejsc po przecinku, stanowiły wszystkie zera, a porównania w celu ustalenia, który z pięciu standardów jest bardziej znaczący niż pozostałe, zostały przeprowadzone w oparciu o średnie wartości $\chi 2$ oddalone od wartości testowej wynoszącej 3,861. Na tej podstawie, wśród istotnych standardów, zmienna ta miała następujące znaczenie w wyjaśnianiu satysfakcji .Dostęp do świadczenia usług (średnia $\chi 2$= 41,015),czas oczekiwania ($\chi 2$= 38,7),opieka organizacyjna ($\chi 2$= 19,5),obiekty środowiskowe i fizyczne ($\chi 2$= 14,1),przystępność cenowa (χ=13,3) oraz wyniki leczenia i opieki w ($\chi 2$= 10,045). Powyższa analiza potwierdza hipotezę, że standardy świadczenia usług mają wpływ na zadowolenie Klienta.

5.3 Wniosek

Celem badania było zmierzenie wpływu standardu świadczenia usług na satysfakcję klienta; przeprowadzono je w dwóch regionalnych, publicznych szpitalach skierowań na terenie całego kraju. Uganda mające na celu dostarczenie szpitalom publicznym informacji, które mogą być wykorzystane do poprawy zadowolenia klientów z usług. Zrozumienie poglądów i oczekiwań klientów na temat standardów świadczenia usług ma wpływ na jakość usług, określając stopień, w jakim klienci czuli, że ich potrzeby zostały zaspokojone oraz wysłuchanie opinii na temat luk i zaleceń dotyczących poprawy świadczenia usług w szpitalach publicznych. Pomiary przeprowadzono w oparciu o dostępność usług, przystępność cenową świadczeń zdrowotnych, czas oczekiwania, wyniki leczenia i opieki oraz opiekę organizacyjną w placówkach, opiekę nad człowiekiem, obiekty środowiskowe i fizyczne.

1. Badanie wykazało, że z wyjątkiem Humanity of Care, pozostałe standardy świadczenia usług mają wyraźny i znaczący wpływ na poziom satysfakcji z placówek służby zdrowia, co zostało przedstawione w omówieniu w odpowiednich tabelach przekrojowych powyżej.

2. Z przeprowadzonej analizy wynika, że istotnymi czynnikami wpływającymi na zadowolenie klientów były:

- Czas potrzebny na przeprowadzkę z domu do placówki służby zdrowia
- Środki transportu wykorzystane do przeniesienia się z domu do placówki służby zdrowia, a w przypadku wynajmu środków transportu, koszt wynajmu również wpłynął na poziom satysfakcji
- Płatność za usługi: Klienci, którzy płacili za usługi, mieli 92,3% szans na uzyskanie satysfakcji w porównaniu z tymi, którzy nie płacili z $\chi 2= 12{,}4 > 3{,}861$ i wartościami $P=0{,}002 < 0{,}05$ oraz wskaźnikiem kursów 0,077.

3. Czas oczekiwania: Stwierdzono, że czas oczekiwania na świadczenia i czynniki, które przedłużają się, są istotnym czynnikiem wpływającym na poziom satysfakcji z oczekiwania, a czas oczekiwania jest istotnym czynnikiem wyjaśniającym poziom satysfakcji z usług zdrowotnych w tych placówkach zdrowotnych. od $\chi 2= 38{,}7 > 3{,}861$ i wartości $P=0{,}000 < 0{,}05$ .Pacjent, którego czas oczekiwania był dłuższy niż 15 min, był o 99% mniejszy ;prawdopodobne jest, że będzie czerpał satysfakcję z usług zdrowotnych w porównaniu z tymi pacjentami, których czas oczekiwania był krótszy niż 15 min.

4. Wyniki leczenia i opieki: Prawdopodobieństwo powrotu respondentów do tej samej placówki w przypadku choroby wynosiło 100%, podczas gdy chęć polecenia innej osoby do

placówki była na poziomie 93%, co oznacza, że ludność ma zaufanie do standardów świadczenia usług przez placówki publiczne, które wykazały zaufanie ludności do publicznych placówek służby zdrowia. Organizacja Opieki: Wiedza respondentów na temat praw pacjentów $\chi 2= 0{,}712 < 3{,}861$ i p-value = 0,700, co wpłynęło na asertywność klientów do żądania odpowiedzialności od pracowników służby zdrowia, ponieważ tylko 38,6% klientów było w stanie określić więcej niż dwa prawa pacjentów.

5. Obiekty środowiskowe i fizyczne; 100% klientów zgodziło się, że kompleks badanych obiektów publicznych jest czysty, a 90,8% wyraziło to samo w przypadku pomieszczeń. Obiekty te muszą jednak zapewniać więcej obiektów edukacyjno-rozrywkowych w poczekalniach.

6. Ogólna satysfakcja ze świadczeń zdrowotnych w obu publicznych placówkach zdrowotnych wyniosła 87,6%, ponieważ wyniki tych placówek uzyskały nieznacznie wysokie oceny w zakresie środków środowiskowych i fizycznych, ale istnieje możliwość poprawy. Klienci cenią sobie dobre relacje interpersonalne z dostawcami.

7. Szpital może nie być w stanie zapewnić wyżywienia lub zaspokoić potrzeb finansowych respondentów. Istnieją jednak aspekty wpływające na poziom komfortu osobistego pacjentów w środowisku szpitala, które można by uwzględnić, w tym czystość i dostęp do wygodnych miejsc, odpowiedniość przestrzeni do siedzenia i wody pitnej dla pacjentów oczekujących na usługi.

8. Ogólnie rzecz biorąc, w badaniu ustalono, że niezależnie od wyzwań, klienci postrzegają usługi, które otrzymują w dwóch publicznych szpitalach skierowań, jako usługi o zadowalającym standardzie.

9. Do modelu regresji logistycznej włączono wszystkie zmienne na poziomie dwuwariantowym, które w istotny sposób wiązały się z poziomem satysfakcji ze świadczeń zdrowotnych. Zmienne te obejmowały: dostęp do świadczeń, czas oczekiwania, zaplecze środowiskowe i fizyczne, przystępność cenową świadczeń zdrowotnych, wyniki leczenia i opieki oraz opiekę organizacyjną, a do wniosku o znaczeniu wszystkich zmiennych doszła analiza odpowiadających im wartości P i porównanie ich z wartością 0,05. Wszystkie wartości P dla różnych zmiennych były mniejsze niż 0,05, a więc wszystkie były istotne. Ponadto, ten sam wniosek został wyciągnięty na podstawie przedziału ufności dla współczynnika kursów, ponieważ nie zawiera on jednego.

5.4 Zalecenia

Z wyników badania wynika, że zalecenia dotyczące ulepszeń powinny być ukierunkowane na te aspekty, które nie podobają się klientom i prowadzą do niezadowolenia. Poniżej przedstawiono zalecenia oparte na wynikach badania:

1. Rząd powinien zaplanować świadczenie usług zdrowotnych bliżej ludzi, aby uniknąć długiego dystansu poprzez funkcjonalne funkcjonowanie niższych ośrodków zdrowia i wprowadzić funkcjonalny system kierowania do nich.
2. Ośrodki publiczne powinny obejmować i praktykować opiekę skoncentrowaną na pacjencie, która wspiera aktywny udział pacjentów i ich rodzin oraz odpowiada na potrzeby ludności.
3. Publiczna służba zdrowia powinna w dalszym ciągu rozwijać się poprzez mapowanie procesów, aby zredukować wszystkie szyjki do butelek, które zwiększają czas oczekiwania pacjentów i stale mierzyć czas oczekiwania pacjentów w różnych punktach usługowych, tak aby dążyć do poprawy i osiągnięcia satysfakcji klienta.
4. Rząd powinien zatrudnić więcej pracowników służby zdrowia, aby zapobiec niedoborom personelu, które prowadzą do długiego czasu oczekiwania.
5. Upowszechnianie standardów świadczenia usług poprzez korzystanie z kart klienta powinno być zwiększone w celu poprawy świadomości praw ludności i oczekiwań wobec placówek publicznych, tak aby domagać się odpowiedzialności od podmiotów świadczących usługi zdrowotne i pomóc ograniczyć praktyki takie jak nieformalne płatności i zwiększyć świadomość klientów w zakresie ich praw.
6. Klienci są niezadowoleni z warunków panujących w środowisku szpitalnym, których doświadczają podczas swoich regularnych wizyt. 80,9% pacjentów zalecało kupowanie materiałów czyszczących do regularnego czyszczenia toalet szpitalnych i sprawianie, by były one typu flash i czyściły werandy, naprawiały sufity i systemy odwadniające
7. Szpitale powinny zająć się konkretnymi problemami związanymi z higieną i komfortem pacjenta, które zostały zidentyfikowane - przestrzeń, odpowiednie miejsca siedzące w namiotach, woda pitna, higiena w toaletach, przycinanie trawy na terenie ośrodka, co ma na celu poprawę doświadczenia pacjentów w klinikach.
8. Większość klientów zaleca rządowi podwyższenie pensji lekarzy, tak aby lekarze byli dostępni w szpitalach w pełnym wymiarze godzin, a także należy zapobiegać opóźnieniom, aby pomóc w nagłych wypadkach, zmniejszyć czas oczekiwania wśród przyszłych matek,
9. Szpitale powinny zapewnić odpowiednie zapasy podstawowych leków i środków ochrony zdrowia; zaopatrzyć laboratorium w wystarczającą ilość instrumentów i

zminimalizować opóźnienia w dostarczaniu usług - 90,9% zaleca zakup bardziej podstawowych leków i środków ochrony zdrowia i oferowanie ich bezpłatnie.

10. Pomiar satysfakcji klienta powinien być integralną częścią poprawy jakości. Szpitale mogą korzystać z narzędzia co najmniej raz na 12 miesięcy w celu monitorowania, czy problemy klienta są rozwiązywane zgodnie z QIF &SP 2010/11-2014/15 i powinny być kaskadowo do wszystkich hospi5als w kraju.

5.5 Dalsze badania

Dalsze badania nad satysfakcją klientów powinny być zinstytucjonalizowane w systemie służby zdrowia, aby umożliwić uogólnienie wyników badań i określić standardy świadczenia usług, które wpływają na postrzeganie i oczekiwania społeczeństwa w zakresie poszukiwania opieki. W 2001 r. rząd Ugandy zniósł opłaty za korzystanie z usług w obiektach użyteczności publicznej, ale mimo to nadal utrzymują się nieformalne płatności, w związku z czym konieczne jest zbadanie wielkości i wpływu tych opłat na korzystanie z usług oraz zbadanie możliwości ponownego wprowadzenia opłat za korzystanie z usług w ramach Narodowego Ubezpieczenia Zdrowotnego.

6. REFERENCJE

1. Allen Schick (2005) The Performing State Reflection on an Idea Whose Time Has Come But Whose Implementation Has Not. Organizacja Współpracy Gospodarczej i Rozwoju (OECD) dostępna na stronie internetowej http://www.oecd.org/gov/budgeting/35651133.pdf, dostępna od 30 grudnia 2013 r.
2. Amal Yassin AL-Majali i Adel AL-HashemI (2012), Measuring the Quality System of Health Services from the Patients Perspective. Far East Journal of Psychology and Business Vol. 7 No. 1.
3. Bhanu Prakash(2010). Satysfakcja pacjenta. Dziennik Chirurgii Skóry i Estetyki
4. Cleary, P. D., & McNeil, B. J. (1988). Zadowolenie pacjenta jako wskaźnik jakości opieki. Zapytanie , 25-36.
5. Dean, D. H., & Lang, J. M. (2008). Porównanie trzech sygnałów o jakości usług: *Journal of Services Marketing,* Vol.23, str. 23-34.
6. E.P.Y. Muhondwa1, M.T. Leshabari1, M. Mwangu2, N. Mbembati3, M. J. Ezekielm (2008) Satysfakcja pacjentów w Narodowym Szpitalu Muhimbili w Dar Es Salaam, Tanzania.East African Journal of Public Health Volume 5 Number 2 August 2008
7. Figen Yesilada i Ebru Direktor(2010). Jakość usług opieki zdrowotnej: Porównanie szpitali publicznych i prywatnych. African Journal of Business Management Vol. 4(6), s. 962-971 , czerwiec 2010 r. Dostępny na stronie internetowej http://www.academicjournals.org/AJBM ISSN 1993-8233 ©2010 Academic Journals.
8. Fitzpatrick Associates 2007. Ocena kart klienta
9. Fox, W & Meyer, I. H. 1995. ***Polityka w zakresie transformacji służb publicznych.*** Eliot Avenue: Creda Press.
10. Mówię poważnie o obsłudze klienta: An Institute Public Administration Australia (IPAA) Policy Paper listopad 2011 r.
11. Gronroos,.C.2000.Service. management. i. Marketing-A. Klient. Związek. Kierownictwo. Podejście,.Wiley
12. Hall, Ja & Dornan, Mc 1988, 'Meta-analiza zadowolenia z opieki medycznej: Opis dziedziny badań i analiza ogólnego poziomu satysfakcji". ***Social Science and Medicine,*** Vol. 27, 637-644.
13. Hbe 2003, Pomiar zadowolenia pacjenta. ***Wytyczne.*** Projekt wdrożenia strategii zdrowotnej .
14. Organ wykonawczy rad ds. zdrowia (2003). Pomiar Wytycznych dotyczących Satysfakcji Pacjenta. Projekt wdrożenia strategii zdrowotnej .

15. Heidemann EG. Współczesne stosowanie standardów w ochronie zdrowia. Światowa Organizacja Zdrowia. Genewa. 1993.
16. MoH, 2008. Badanie Satysfakcji Klienta z usług zdrowotnych w Uganda
17. Josiah Obegi Mang'era i Dr. Walter Okibo Bichanga. Wyzwania związane z wdrażaniem Karty obywatela: Studium przypadku Szpitala Kisii poziom 5 - Kenia. Interdyscyplinarny Dziennik Badań Współczesnych w Biznesie. Institute of Interdisciplinary Business Research. KWIECIEŃ 2013. VOL4, NO 12.
18. Służba samorządowa Ghana. 2013 Wytyczne dotyczące standardów świadczenia usług
19. Lochoro,.P.2004.Pomiar.satysfakcji.pacjentów.w.instytucjach.zdrowotnych.UCMB.W. Polityce.zdrowotnej.i. Rozwoju,.2(3).243-248.UMU.Press.2004.
20. Ministerstwo Zdrowia. 2013. Śródokresowy analityczny przegląd wyników strategicznego planu strategicznego i inwestycyjnego dla sektora zdrowia na lata 2010/11-2014/15. Uganda
21. Ministerstwo Zdrowia.2009.Karta Pacjentów.Uganda.
22. Ministerstwo Zdrowia, 2011. Krajowe ramy jakości i plan strategiczny (QIF&SP), 2010/11-2014/15
23. Ministerstwo. usług. medycznych. 2006 Kenia Departament... Apteka
24. Naseer, M., Zahidie, A., Shaikh, B. T. (2012). Czynniki decydujące o zadowoleniu pacjenta z systemu opieki zdrowotnej w Pakistankrytyczny przegląd. *Pakistan Journal of Public Health,* *2*(2), 52-61.
25. Naseer, M., Zahidie, A., Shaikh, B. T. (2012). Czynniki decydujące o zadowoleniu pacjenta z systemu opieki zdrowotnej w Pakistankrytyczny przegląd. *Pakistan Journal of Public Health,* *2*(2), 52-61.
26. Krajowe normy dotyczące bezpieczniejszej i lepszej opieki zdrowotnej (czerwiec 2012 r.), opublikowane przez urząd ds. informacji i jakości w dziedzinie zdrowia.
27. Nirmalya Manna, Dipanwita Pandit, Soumi Biswas(2013) Badanie dotyczące zadowolenia klienta zgodnie ze standardowymi wytycznymi dotyczącymi leczenia w wiejskim szpitalu w Zachodnim Bengalu w Indiach. Global Journal of Medicine and Public Health (GJMEDPH), Vol. 2, wydanie 6.
28. Biuro Audytora Generalnego Kanada (2010) dostępny na stronie www.oag-bvg.gc.ca dostępny od 12 września 2014 r.
29. Osborne,.David.&.Peter Plastrik.(1997), Banishing.biurokracja. The. Five.Strategies.for.Reinventing.Government,.Addison-Wesley,.Massachussettes

30. Dokument strategiczny w sprawie transformacji Uganda Służba Publiczna, Ministerstwo Służby Publicznej, marzec 2011.
31. Rapkin, B, Weiss, E, Chhabra, R, Ryniker, L, Patel, S, Carness, J, Adsuar, R, Kahalas, W, Delemarter, C, Feldman, I, Delorenzo, J & Tanner, E 2008, 'Poza satysfakcją: Wykorzystanie dynamiki oceny opieki w celu lepszego zrozumienia doświadczeń pacjentów w zakresie opieki". ***Wyniki w zakresie zdrowia i jakości życia,***
32. Serdar Yilmaz, Yakup Beris, i Rodrigo Serrano-Berthet (lipiec 2008) Social Development Papers ; Local Governance & Accountability Series Paper No. 113
33. Sultana A, Riaz R, Rehman A, Sabir A. Zadowolenie pacjentów w dwóch szpitalach opieki zdrowotnej w Rawalpindi. J Rawal Med Coll 2009;13(1):41-3.
34. Suresh Misra i Mamta Pathania.(2011). Standardy i jakość w dostarczaniu usług Centrum Badań Konsumenckich Indyjski Instytut Administracji Publicznej Indraprastha Estate, New Delhi - – 110002
35. The Drivers of Satisfaction with Public Services" Research for the Office of Public Services Reform(OPSR, 2004)
36. The World Health Report.(2000) Health systems: improving performance. ***Światowa Organizacja Zdrowia.***
37. Thom Moyer i Robert J.Cates, 1999. "Service Excellence in HealthCare," . The Journal of American Medical Association, 282, (13), 1999, 1281-282.
38. Tonio Schoenfelder, Joerg Klewer i Joachim Kugler. Czynniki wpływające na zadowolenie pacjentów: badanie przeprowadzone wśród 39 szpitali w środowisku szpitalnym w Niemcy. International Journal for Quality in Health Care 2011; Volume 23, Number 5: pp. 503-509.
39. Ugandyjskie Ministerstwo Służby Publicznej (MPS), 2010.Wytyczne dotyczące rozwoju, dokumentacji, upowszechniania i wdrażania standardów świadczenia usług publicznych.
40. Ministerstwo Służby Publicznej (2008). Krajowe badanie dostaw usług
41. Uganda Polityka zdrowotna państwa (NHP II)
42. Uganda Obsługa. Karta. Podręcznik. (Oct., 2010).
43. Uganda. Public.Services.Standing.Orders,.2010)
44. Uganda.Health.Systems.Assessment. Raport,.2011
45. Wanjau Kenneth N, Muiruri Beth Wangari i Ayodo Eunice (lipiec 2012) Factors Affecting of Service Quality in the Public Health Sector: Sprawa Kenyatty

Szpital Narodowy. International Journal of Humanities and Social Science Vol. 2 No. 13 ;
46. Williams, B. (1994). Zadowolenie pacjenta: słuszna koncepcja? Nauki społeczne i medycyna, 38(4), 509-516 .
47. Światowa Organizacja Zdrowia. The Health systems responsiveness analytical guidelines for surveys in the multi-country survey study. Genewa: WHO; 2005.
48. Światowa Organizacja Zdrowia. World Health Report 2000. Systemy opieki zdrowotnej - poprawa wydajności. Genewa: WHO; 2000.
49. Światowa Organizacja Zdrowia. World Health Report 2009. Bezpieczniejsza przyszłość: globalne bezpieczeństwo zdrowia publicznego w XXI wieku. Genewa: WHO; 2009.

Załącznik A: Kwestionariusz

A: **Kwestionariusz wyjścia dla pacjentów/pacjentów, którzy mają być podawani pacjentom w publicznych zakładach opieki zdrowotnej**

Proszę pokazać, w jakim stopniu Pana(i) zdaniem regionalny szpital skierowań będzie posiadał cechy opisane w każdym z oświadczeń podczas opieki w szpitalu. Jeśli uważasz, że dana funkcja nie jest w ogóle niezbędna dla doskonałych szpitali, takich jak ten, który masz na myśli, zakreśl liczbę 1 (zdecydowanie się nie zgadzam). Jeśli uważasz, że dana cecha jest absolutnie niezbędna dla doskonałych szpitali, okręg 5(zdecydowanie się zgadzam). Jeśli twoje uczucia są mniej silne, zakreśl jedną z liczb w środku. Nie ma dobrych i złych odpowiedzi - interesuje nas tylko liczba, która naprawdę odzwierciedla Państwa odczucia dotyczące szpitali, które zapewniłyby doskonałą jakość usług.

Kodeks ankietowy		
Nazwisko ankietera		
Data wywiadu		
Dystrykt		
Podregion Gmina Miejska		
Nazwa zakładu opieki zdrowotnej		
Poziom placówki służby zdrowia	Regionalny Szpital Skierowań	

	Pytania	Odpowiedzi
SEKCJA 1: Charakterystyka społeczno-demograficzna respondentów		
1	Płeć **(Nagranie)**	[1] Kobieta [2] Mężczyzna
2	Wiek (w latach ukończonych)	........................**(Wpisz się)**
3	Miejsce/miejsce zamieszkania Wioska (i) Podregion(ii) Gmina miejska(iii)	**(Wpisz się)** (i)........................... (ii)........................... (iii)...........................
4	Poziom wykształcenia/status/najwyższy poziom wykształcenia	1) 1)Brak 2).Podstawowe 3). Poziom "O" Poziom 4) Poziom "A 5) Dyplom 6) Stopień naukowy 7) Kapitan ___8) Inne określają
5	Zawód	....
Sekcja II		
Dostęp do usług		

AS1	Czy może mi pan powiedzieć, ile czasu zajmuje panu zwykle podróż pomiędzy tą placówką zdrowotną a domem?	[1] < 30min [2] 30min - 1 godz. [3] Więcej niż 1 godzina, ale mniej niż 2 godziny [4] Między 2-3 godzinami [6] >3hrs
AS2	Jakim środkiem transportu przyjechałeś do tej placówki?	1] Spacerowałem [2] Przejedź na rowerze [3] Boda boda (rower) [4] Motocykl [5] Taksówka/pojazd [6] Prywatny samochód
AS3	Jeśli używałeś wynajętych środków, to ile kosztowało cię dotarcie do tej placówki medycznej?	[1] Mniej niż 2,000 [2] 2,100-5,000 [3] 5,000-10,000 [4] Ponad 10,000
	Przystępność cenowa	
AS4	Czy płaci pan za usługi zdrowotne? Jeśli tak, to czy otrzymujesz pokwitowanie? (aby udowodnić, że jest to całkowicie nieformalne)	[1] Tak. [2] Nie. [1] Tak. [2] Nie.
AS5	Jeśli tak, to ile zapłaciłeś?	[1] Mniej niż 2,000 [2] Pomiędzy 2,000 -5,000 Ponad 5,000, ale mniej niż 10,000. [4] Ponad 10,000
AS6	Co ci powiedziano o celu nieformalnej opłaty?	....
	Czas oczekiwania	
AS7	Ile czasu zajęło ci zajęcie się personelem medycznym?	[1] Nie czekałem [2] Mniej niż 15 minut [3] 16min-30min [4] 31min-1hr [5] 1 godz. 1 min. 2 godz. [6] Dłuższy niż 2 godziny [7] Nie wiem
AS8	Czy uważa Pan/Pani, że czas oczekiwania (od momentu przybycia do tego ośrodka do momentu rozpoczęcia korzystania z usług) był rozsądny?	[1] To było rozsądne. [2] To było długie. [3] To było zbyt długie [4] Nie wiem
AS9	Czy pracownicy służby zdrowia wyjaśnili ci, dlaczego musiałeś długo czekać?	[1] Tak. [2] Nie.
AS10	Jeśli "TAK" do AS9, jakie były powody, dla których czekałeś tak długo?	[1] Specjalista nie jest dostępny [2] Wielu pacjentów [3] Niewielu pracowników służby zdrowia [4] Nie podano żadnego powodu [ ] Inne (Sp)..............

Jeśli uważasz, że dana funkcja nie jest w ogóle niezbędna dla doskonałych szpitali, takich jak ten, który masz na myśli, zakreśl liczbę 1. Jeśli czujesz, że dana funkcja jest absolutnie niezbędna w doskonałych szpitalach, krąg 5. Tak więc 1 reprezentujący stanowczo nie zgadzają się, a 5 na poziomie stanowczo się zgadzają. . . Jeśli twoje uczucia są mniej silne, zakreśl jedną z liczb w środku.

AS11	Czy klienci mają równy dostęp do usług, do których są uprawnieni	1	2	3	4	5
AS12	Obiekt zapewnia 24-godzinną ochronę w nagłych wypadkach.	1	2	3	4	5
AS13	Oddział ambulatoryjny/pogotowie ratunkowe ma dogodne godziny otwarcia.					
AS14	Minimalny dopuszczalny poziom wykwalifikowanego personelu jest dostępny dla usług we wszystkich punktach dostaw usług	1	2	3	4	5
AS15	Czy powiedziałbyś, że istnieje jakaś forma dyskryminacji w dostępie do usług zdrowotnych	1	2	3	4	5
AS16	Pracownicy służby zdrowia są wrażliwi na przekonania kulturowe klientów.	1	2	3	4	5
AS17	Klient otrzymuje wszystkie leki, które są przepisywane przez pracowników służby zdrowia	1	2	3	4	5
AS17	Cel leku, który brałeś do domu, został ci wyjaśniony i zrozumiałeś.	1	2	3	4	5
AS18	Obiekt zapewnia szereg usług oczekiwanych na poziomie	1	2	3	4	5
Leczenie i opieka Wyniki						
TO1	Obchody oddziału są prowadzone w celu codziennego przeglądu pacjentów.	1	2	3	4	5
DO 2	Klienci leczeni odpowiednio przez pracowników służby zdrowia	1	2	3	4	5
DO 3	Pracownicy służby zdrowia mają odpowiednią, stosowną i wystarczającą wiedzę, aby świadczyć skuteczne i wydajne usługi.	1	2	3	4	5
DO 4	Obiecując, że zrobią coś do pewnego czasu, zrobią to.	1	2	3	4	5
DO 5	Pracownicy służby zdrowia, którzy się Tobą opiekowali, dobrze znali swoją pracę, dobrze wykonując ją za pierwszym razem i prowadzili wolne od błędów oświadczenia i dokumentację.	1	2	3	4	5
DO 6	Pracownik służby zdrowia dostarczył odpowiednie informacje, które pozwoliły mu poradzić sobie z sytuacją zdrowotną	1	2	3	4	5
DO 7	Pracownicy służby zdrowia zrobili wszystko, co było w ich mocy, aby ci pomóc	1	2	3	4	5
DO 8	Byłeś zadowolony z poziomu opieki, jaką otrzymałeś	1	2	3	4	5
TO 9	Prawdopodobnie polecisz tę placówkę medyczną innej osobie	1	2	3	4	5
DO 10	Jeśli będziesz chory w innym czasie, prawdopodobnie wrócisz do tej placówki.	1	2	3	4	5
Opieka organizacyjna						
OC1	Na terenie obiektu znajduje się funkcjonalna karetka pogotowia ratunkowego dla klientów.	1	2	3	4	5
OC2	Do rozpatrywania skarg stosuje się jasną procedurę	1	2	3	4	5
OC3	W punktach usługowych w różnych działach placówki zdrowotnej znajdują się etykiety	1	2	3	4	5
OC4	Procedury otrzymywania opieki były dobrze zakomunikowane	1	2	3	4	5
OC 5	Istnieje możliwość wyboru pracownika służby zdrowia, którego chcesz leczyć.	1	2	3	4	5
OC 6	Klienci otrzymują indywidualną i specjalistyczną uwagę.	1	2	3	4	5
OC7	Kiedy poprosiłeś o pomoc, na ile adekwatne były dostarczone informacje o tym, gdzie można otrzymać konkretną usługę	1	2	3	4	5
Humanistyczna opieka						
HC1	Personel traktuje pacjentów z uprzejmością i empatią	1	2	3	4	5

HC2	Klienci angażują się we własną opiekę; słuchają, mają czas na interakcję	1	2	3	4	5
HC3	Zapewniona opieka maksymalizuje prywatność i poufność pacjenta	1	2	3	4	5
HC4	Dostawcy przestrzegają i szanują prawa klientów	1	2	3	4	5
HC5	Prawa i obowiązki klientów w lokalnym języku są wyraźnie przedstawione do użytku klienta.	1	2	3	4	5
HC6	Pacjenci otrzymują potrzebne im informacje dotyczące ich leczenia	1	2	3	4	5
HC7	Godziny pracy służby oraz godziny odwiedzin są wyraźnie oznaczone przy wejściu do zakładu opieki zdrowotnej.	1	2	3	4	5
HC8	Klienci są w stanie zidentyfikować pięć z przysługujących im praw	1. Prawo do opieki medycznej 2. Brak dyskryminacji 3. Uczestnictwo w podejmowaniu decyzji 4. Zdrowe i bezpieczne środowisko 5. Właściwa opieka medyczna 6. Prawo do bezpieczeństwa i ochrony	7. Świadoma zgoda 8. Odmowa leczenia 9. Ciągłość opieki 10. Poufność i prywatność 11. Prawo do informacji medycznych 12. Prawo do odszkodowania				
HC9	W przypadku poważnych chorób zasięgnięto opinii członków rodziny.	1	2	3	4	5
HC10	Odwiedzającym pozwolono zobaczyć się ze mną po przyjęciu	1	2	3	4	5
HC11	Przy omawianiu mojego stanu zdrowia lub leczenia zapewniono wystarczającą prywatność.	1	2	3	4	5
HC12	Dano mi wystarczającą ilość prywatności podczas badania lub leczenia.	1	2	3	4	5
HC13	Informacje wyjaśniające, jak złożyć skargę do placówki służby zdrowia na otrzymaną opiekę	1	2	3	4	5
HC14	Personel tego szpitala jest na ogół przyjazny, uprzejmy, pełen szacunku i poświęca wystarczająco dużo czasu na rozmowę ze mną.	1	2	3	4	5
HC15	Pracownicy służby zdrowia traktowali mnie z godnością i szacunkiem	1	2	3	4	5
	Środowisko i obiekty fizyczne					
EP1	Związek tego obiektu (ogólnie rzecz biorąc, odpady zbierane 1 nie są czyste, a 5 jest bardzo czysty.	1	2	3	4	5
EP2	Jak czyste są pokoje szpitalne tej placówki	1	2	3	4	5
EP3	W poczekalni znajdują się materiały rozrywkowo-edukacyjne dla klientów.	1	2	3	4	5
EP4	Bezpieczeństwo środowiska, w tym kontrola komarów	1	2	3	4	5
EP5	Pacjenci mają dostęp do czystej wody	1	2	3	4	5
EP6	Klienci mają dostęp do co najmniej jednej toalety w danym momencie, a toaleta klienta nie jest zamknięta.	1	2	3	4	5
EP7	Obiekty fizyczne będą atrakcyjne wizualnie.	1	2	3	4	5
EP8	Wszystkie pomieszczenia są dobrze oświetlone i istnieje niezawodne źródło zasilania.	1	2	3	4	5
EP9	Czy na oddziałach dla pacjentów są moskitiery?	[1] Tak [2] Nie 3]Nie wiem				

OVERALL SATISFAKCJA	Ogólnie rzecz biorąc, w jakim stopniu jest Pani/Pan zadowolona/y z usług zdrowotnych świadczonych w Szpitalu 1 - bardzo niezadowolona/y do 5 - bardzo zadowolona/y	1	2	3	4	5
Co zalecałby pan zrobić w celu poprawy usług w tym szpitalu?..						
Czy masz jakieś inne uwagi na temat swojego zadowolenia lub jakości usług, które otrzymujesz w tym szpitalu?...						

Dziękuję za przyjęcie do udziału w badaniu.

ZAŁĄCZNIK B: Lista kontrolna uwag.

Nazwa Obserwatora	
Data obserwacji	
Dystrykt	
Podregion Gmina Miejska	
Nazwa zakładu opieki zdrowotnej	
Skupienie uwagi na obserwacji	**Rekord**
1. Dostępne źródło(-a) oświetlenia dla placówki służby zdrowia Komentarz na temat źródła oświetlenia	□ Elektryczność □Solar □ Lampy kerosenowe □Generator □Nie ma
2. Dostępne źródło(-a) wody dla zakładu opieki zdrowotnej	□Woda wodociągowa (kranowa) □ Otwór w otworze □Woda deszczowa □Każdego innego (proszę określić)
3. Poczekalnia dla klientów w ośrodku zdrowia Komentarze na temat obszaru oczekiwania	□Outdoors □Indoors □ Z siedzeniami □ Brak miejsc □Wszystkie użytkowanie pogody □ nie mogą być używane przy niektórych pogodach (opisać)
4. Toalety i urządzenia sanitarne w zakładzie opieki zdrowotnej Komentarze	□Pit latryna □ spłuczka toalety □ nie ma □ każdy inny
Toalety i urządzenia sanitarne	Specjalnie do użytku klienta □ współdzielony z rodzinami i społecznościami pracowników służby zdrowia
Toalety i urządzenia sanitarne	□ Oddzielne pomieszczenia dla mężczyzn i kobiet □ wspólne udogodnienia dla mężczyzn i kobiet
Toalety i urządzenia sanitarne - Stan toalet	□Dobrze □Fair □ Ubogi □Nie używać
Toalety i urządzenia sanitarne	□Dostępne urządzenia do mycia rąk Niedostępne urządzenia do mycia rąk
Toalety i urządzenia sanitarne	□ Dostępne miejsca do kąpieli i mycia □ brak miejsc do kąpieli i mycia
Toalety i urządzenia sanitarne	□ Utylizacja śmieci dostępna □ Brak urządzeń do usuwania śmieci
5. Poziom czystości w obiekcie: wskaźnik w skali od 1 do 5, gdzie 1 jest skrajnie brudny, a 5 skrajnie czysty Komentarz na temat czystości..................................	
6. Konsultacje między klientami i dostawcami Komentarz dotyczący konsultacji	□ Prywatny pokój konsultacyjny □ brak prywatności podczas konsultacji
7. Oznaczenie i kierunek Komentarze dotyczące oznakowania i kierunku	□Podpisać słupki dostępne wzdłuż drogi □Podpisać stanowiska niedostępne wzdłuż drogi □ Znaki kierunkowe dostępne w obiekcie □ Znaki kierunkowe niedostępne w obiekcie

8. Skrzynki z propozycjami Komentarze na temat obecności i korzystania z pudełek z propozycjami ……………………………………………… …………………… Sprawdź/Zapytaj o ich użycie i zarejestruj	□ skrytki pocztowe dostępne i łatwo widoczne □ skrytki pocztowe dostępne, ale nie są łatwo widoczne □ brak skrytki pocztowej

ZAŁĄCZNIK C: Przewodnik po wywiadzie dla kluczowych informatorów

Nazwisko ankietera	
Data wywiadu	
Dystrykt	
Podregion Gmina Miejska	
Imię i nazwisko respondenta	
Stanowisko respondenta	

Uwaga wstępna i zgoda

Dzień dobry Sir/Madam. Nazywam się ________________, zostałeś zidentyfikowany jako Kluczowy Informator w tym badaniu. Twoje poglądy są bardzo ważne i pomogą wygenerować informacje, które pomogą całemu krajowi zrozumieć kwestie związane z jakością opieki zdrowotnej. Zebrane informacje będą wykorzystywane wyłącznie do celów akademickich.

Dziękuję bardzo. W tej chwili, czy masz jakieś pytania? Czy jesteś gotów wziąć udział w tym badaniu? Możemy zacząć dyskusję już teraz?

Przewodnik wywiadu

1. Komentarz na temat stanu usług zdrowotnych w tym obszarze (Dystrykt, Podpowiatowe zadanie w zależności od potrzeb)
2. Jakie są najczęstsze dolegliwości w tej dziedzinie?
3. Jaki jest poziom wykorzystania usług zdrowotnych przez społeczność w tym zakresie? (Badanie mające na celu ustalenie, czy ludność poszukuje usług w badanym obiekcie, a w szczególności w publicznej służbie zdrowia, oraz ustalenie przyczyn w przypadku, gdy ich nie poszukuje)
4. Jak publiczne placówki służby zdrowia wypadają w tej dziedzinie na tle prywatnych świadczeniodawców w zakresie poziomu wykorzystania, jakości opieki i dostępności usług?
5. Komentarz na temat jakości opieki w tej placówce zdrowotnej/publicznych zakładach opieki zdrowotnej w tej dziedzinie? (sonda: czas oczekiwania, dostępność pracowników służby zdrowia, prywatność, godziny pracy)
6. Jaka jest Pana(i) opinia na temat poziomu funkcjonalności tej placówki służby zdrowia w szczególności i publicznej służby zdrowia w ogóle? (Sonda dotycząca: dostępności leków i środków ochrony zdrowia, infrastruktury fizycznej, pracowników służby zdrowia: liczba i zestaw umiejętności itp.)
7. Jakie informacje są dostępne dla pacjentów poszukujących usług w placówce służby zdrowia (i publicznych placówkach służby zdrowia na tym obszarze)? (Sonda do informacji

na temat: obciążenia/nadzoru nad chorobą, kart promocji zdrowia, personelu dyżurującego, dostępności leków i materiałów medycznych, uwolnień funduszy itp.)

8. Czy istnieją formalne płatności, o których wiesz w placówkach służby zdrowia w tej dziedzinie? (Sonda dla usług opłaconych i kwot pobranych)

9. Czy jest Pani/Pan świadoma/y praktyki nieformalnych płatności (łapówek) w tej placówce zdrowotnej lub ogólnie w tym obszarze? (Sonda dotycząca występowania płatności nieformalnych, przyczyn płatności/usług, za które zapłacono; przypadków zgłoszonych wcześniej i tego, czy zostały one zbadane).

10. Jakie są dostępne sposoby zgłaszania skarg przez pacjentów? (Sonda do: pudełek na sugestie, tablic ogłoszeń, poprzez komitety zarządzające jednostkami służby zdrowia, okręgowe kierownictwo techniczne i polityczne, policję itp.)

11. Jak skuteczne były te różne mechanizmy dochodzenia roszczeń?

12. Jakie wyzwania stoją przed placówką służby zdrowia/publicznymi zakładami opieki zdrowotnej na danym obszarze oraz powiatowym samorządem terytorialnym w zakresie świadczenia usług zdrowotnych?

13. Jakie są Państwa zalecenia dotyczące poprawy świadczenia usług?

Załącznik D: Wymiary satysfakcji klienta **i standardy świadczenia usług.**

Satysfakcja klienta Wymiar satysfakcji	**Standardowa dostawa usług**
1.0 Humanity of Care - Wiąże się to z empatią i wrażliwością na ich potrzeby; promowaniem dobrego samopoczucia i wsparcia emocjonalnego użytkowników; zapewnieniem poszanowania prywatności i poufności; zaangażowaniem klientów i ich rodzin w podejmowanie decyzji. Dbałość o to, by świadczona opieka była godna i respektowała preferencje klientów dotyczące usług i oczekiwań.	1.1 Personel traktuje pacjentów z troską, godnością i szacunkiem, z uwzględnieniem ich prywatności i wyboru/preferencji.
	1.2 Klienci są w stanie zidentyfikować pięć z przysługujących im praw Prawa klientów 1. Prawo do opieki medycznej 2. Brak dyskryminacji 3. Uczestnictwo w podejmowaniu decyzji 4. Zdrowe i bezpieczne środowisko 5. Właściwa opieka medyczna 6. Prawo do bezpieczeństwa i ochrony 7. Świadoma zgoda 8. Odmowa leczenia 9. Ciągłość opieki 10. Poufność i prywatność 11. Prawo do informacji medycznych Prawo do odszkodowania
	1.3 Usługodawcy przestrzegają i szanują prawa klientów
	1.4 Prawa i obowiązki klientów w lokalnym języku są wyraźnie przedstawione do użytku klienta.
	1.5 Pacjenci otrzymują potrzebne im informacje dotyczące ich leczenia
	1.6 Godziny pracy służb i wizyty są wyraźnie oznaczone przy wejściu do zakładu opieki zdrowotnej.
2.0 Środowisko i zaplecze fizyczne - Zakres, w jakim otoczenie fizyczne, w którym świadczona jest opieka, jest bezpieczne, komfortowe i dostosowane do potrzeb klinicznych i grupy klientów.	2.1 Pacjenci są zadowoleni z czystości i higieny obiektu oraz z ich zakwaterowania.
	2.2 Wszyscy pracownicy pełniący służbę są w mundurach i posiadają identyfikację
	2.3 Konstrukcja fizyczna, projekt i układ ośrodka jest zgodny z zatwierdzoną normą poziomu opieki.
	2.4 W poczekalni znajdują się materiały rozrywkowo-edukacyjne dla klientów.
	2.5 Dostępność sprzętu i wyposażenia do profilaktyki po narażeniu
3.0 Dostęp do usług - stopień, w jakim klienci są w stanie dotrzeć do wymaganych usług i zabiegów, które powinni byli otrzymać. Obejmują one czas oczekiwania, zdolność klientów do zapoznania się z usługą, uzyskania skierowania i dostępu do usług, dostępność dla różnych grup społecznych oraz zakres świadczonych usług.	3.1 Obiekt zapewnia 24-godzinną ochronę w nagłych wypadkach
	3.2 Wytyczne/SOPS jasno przedstawione dla świadczeniodawców, aby mogli oni zapoznać się z
	3.3 Wykwalifikowany personel jest dostępny dla usług we wszystkich punktach serwisowych
	3.4 Obiekt ten zapewnia szereg usług oczekiwanych na poziomie
	3.5 Klienci są widziani w ciągu jednej godziny lub mniej od momentu wejścia do obiektu w przypadkach innych niż nagłe przypadki
4.0 Opieka organizacyjna - Stopień, w jakim użytkownicy przemieszczają się płynnie pomiędzy niezbędnymi usługodawcami w zakresie opieki zdrowotnej. Wiąże się to z zaznajomieniem klientów z przepływem opieki i procedurami opieki, jakością i charakterem informacji oraz instrukcji dotyczących korzystania z usług.	4.1 Na terenie obiektu znajduje się funkcjonalna karetka pogotowia ratunkowego dla klientów
	4.2 Mechanizm monitorowania i informacji zwrotnej w odniesieniu do przekazania sprawy
	4.3 Do rozpatrywania skarg stosuje się jasną procedurę
	4.4 Pacjenci są informowani o procedurze składania skarg
	4.5 Reklamacje są wykorzystywane w celu poprawy świadczenia usług

5.0 Wyniki leczenia i opieki Chodzi o to, jak klienci postrzegają kompetencje techniczne usługodawców, komunikację w zakresie opieki i prewencji oraz zaufanie do kompetencji usługodawców - ponownie korzystać z usług lub polecać innych do korzystania.	5.1 Obrady oddziałów są prowadzone w celu codziennego przeglądu pacjentów.
	5.2 Klienci leczeni odpowiednio przez pracowników służby zdrowia
	5.3 Dostępność leków znacznikowych i materiałów eksploatacyjnych
	5.4 Pracownicy wykazują się wiedzą w zakresie korzystania z wytycznych

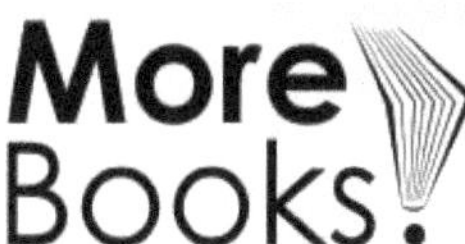

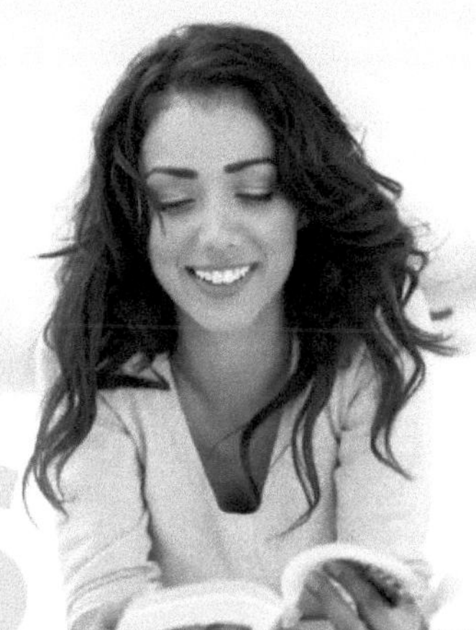

yes

I want morebooks!

Buy your books fast and straightforward online - at one of world's fastest growing online book stores! Environmentally sound due to Print-on-Demand technologies.

Buy your books online at
www.morebooks.shop

Kaufen Sie Ihre Bücher schnell und unkompliziert online – auf einer der am schnellsten wachsenden Buchhandelsplattformen weltweit! Dank Print-On-Demand umwelt- und ressourcenschonend produzi ert.

Bücher schneller online kaufen
www.morebooks.shop

KS OmniScriptum Publishing
Brivibas gatve 197
LV-1039 Riga, Latvia
Telefax: +371 686 204 55

info@omniscriptum.com
www.omniscriptum.com

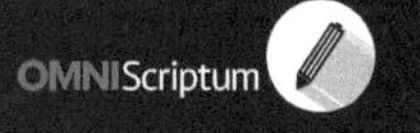

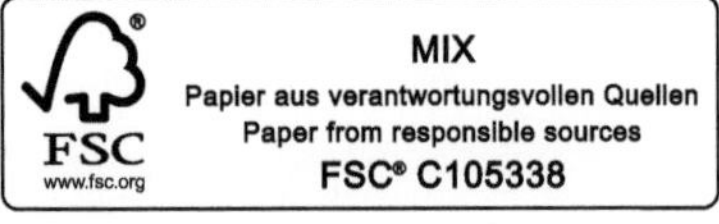

Printed by Books on Demand GmbH, Norderstedt / Germany